A. HÜBNER / NOTOPERATIONEN

NOTOPERATIONEN UND DRINGLICHE MASSNAHMEN DES PRAKTISCHEN ARZTES

VON

PROF. DR. ARTHUR HÜBNER

CHEFARZT AM KRANKENHAUS HEERSTRASSE

BERLIN

Mit 39 Abbildungen

Vierte (erweiterte) Auflage

1949

WALTER DE GRUYTER & CO.

vorm. G. J. Göschen'sche Verlagshandlung, J. Guttentag, Verlagsbuchhandlung, Georg Reimer, Karl J. Trübner, Veit & Comp.

BERLIN W 35

Walter de Gruyter & Co., vorm. G. J. Göschen'sche Verlagshandlung,
J. Guttentag, Verlagsbuchhandlung, Georg Reimer, Karl J. Trübner, Veit & Comp.
Berlin W 35
Archiv-Nr. 51 49 49. Printed in Germany
Druck: Thormann & Goetsch, Berlin SW 61 2. 49 Kl. C

Vorwort zur 4. Auflage

Die Neubearbeitung hat eine wesentliche Erweiterung mit sich gebracht, da den in Fortbildungskursen vielfach geäußerten Wünschen nach Abrundung der einzelnen Kapitel Rechnung getragen wurde. Das Buch, das ursprünglich die Technik der in der Notfall-Chirurgie gebräuchlichen Eingriffe in den Vordergrund stellte, hat jetzt den Charakter eines orientierenden Hilfsmittels erhalten. Deshalb wurden Diagnostik und Indikationsstellung weiter ausgearbeitet und auch dringliche gynäkologische Eingriffe hinzugefügt. Das Gebiet der chemotherapeutischen und antibiotischen Mittel ist neu hinzugekommen, ebenso eine Darstellung der Durchblutungsstörungen. Die akuten Erkrankungen der Bauchorgane wurden entsprechend ihrer praktischen Wichtigkeit in einem besonderen Kapitel beschrieben und die stumpfen Bauchverletzungen hinzugefügt. Eine weitere Vervollständigung wurde auch für die Indikationsstellung zur Operation vorgenommen. Die Operationstechnik wurde für einzelne Krankheitsformen ausführlicher beschrieben, um nach Möglichkeit allen geäußerten Wünschen nachzukommen. Das Bildmaterial wurde neu hergestellt und wesentlich ergänzt.

Die Einteilung des Stoffgebietes hat sich als ausreichend erwiesen und wurde, abgesehen von den angegebenen Erweiterungen, beibehalten. Um eine schnelle Orientierung zu gewährleisten, wurde das Sachverzeichnis entsprechend vervollständigt.

Dem Verlag Walter de Gruyter sei auch an dieser Stelle bestens gedankt für Übernahme des Buches und das Entgegenkommen bei der Herstellung.

Berlin, Frühjahr 1949

A. Hübner

Inhalt

1. Einführung

„Die operative Chirurgie ist ein blutiger Kampf mit der Krankheit um das Leben, ein Kampf auf Leben und Tod." Mit diesen Worten umriß DIEFFENBACH das Gebiet der dringlichen Operationen. Je größer die Erfolge wurden, um so mehr wurde die Umgrenzung der „Notoperationen" ausgedehnt. Auch heute bestehen teilweise noch unklare und willkürliche Vorschriften; insbesondere wird häufig ein Behandlungsgebiet dem Aufgabenkreis des Praktikers entzogen, ohne daß hierfür eine Berechtigung nachgewiesen werden kann. Die Abtrennung einer sog. „kleinen Chirurgie" ist ungünstig und bisweilen verwirrend für die Umgrenzung des ärztlichen Arbeitsgebietes; z. B. kann eine Handverletzung zu einer schweren Allgemeinerkrankung führen. Der Praktiker, der unter besonderen Verhältnissen arbeitet und vielfach auf Hilfsmittel verzichten muß, die im klinischen Betriebe zu dem selbstverständlichen Bedarf gehören, muß sich naturgemäß engere Grenzen ziehen und entscheiden, welche Aufgaben dem Facharzte zu überlassen sind. Auf der anderen Seite bieten sich aber für ihn ausreichende Möglichkeiten, um sein Wissen und Können in der praktischen Betätigung nutzbringend zu entfalten.

Wir verstehen unter *dringlicher ärztlicher Hilfeleistung* die Abwendung lebensbedrohlicher Zustände. Eine große Anzahl operativer Eingriffe muß jeder praktische Arzt ausführen können; dazu kommen weitere Behandlungsmaßnahmen, die das große Gebiet der Verletzungen umfassen. Je schneller diese sachgemäß versorgt werden, desto besser sind die Heilungsaussichten. Die schweren, akut einsetzenden Krankheitszustände, die sich im Magen-Darmkanal sowie auch im Gebiete der Harnorgane abspielen, stellen weitere Aufgaben dar, denen der Praktiker jederzeit gerecht werden muß.

Um diese zu erfüllen, bedarf es einer Summe von praktischen Kenntnissen, aber auch einer ständigen Überprüfung, ob die bisher angewandten Grundsätze noch weiterhin gelten können. Auf keinem Gebiete der Heilkunde ist nun im Wandel der Zeiten ein so stetiger Ausbau bzw. Wechsel des therapeutischen Vorgehens eingetreten wie bei dringlichen chirurgischen Maßnahmen. Es erscheint daher verständlich, daß zusammenfassende Darstellungen vorliegen, die dem praktischen Arzte als Studienbehelf dienen sollen. Es ist aber unverkennbar, daß die größeren Werke, die das Gesamtgebiet der operativen Chirurgie umfassen und dem Fachchirurgen unentbehrliche Hilfsquellen bieten, sich für die Bedürfnisse des Praktikers nicht eignen. Die Schwierigkeiten liegen bei der Bearbeitung einer derartigen Aufgabe wohl hauptsächlich darin, wie weit man das Gebiet des praktischen Arztes für Notoperationen abgrenzen soll. Da Fähigkeit, Ausbildung und äußere Hilfsmittel stets sehr verschieden sind, so wird man niemals eine für alle richtige Grenze ziehen können. Der Arzt muß jederzeit bereit sein, ein erhebliches Maß von Verantwortung auf sich zu nehmen, und sich durch gründliche Untersuchung und biologische Indikationsstellung vor Fehlschlägen zu bewahren.

Andererseits bringt es die Mannigfaltigkeit des Stoffgebietes mit sich, daß neben der reinen Operationstechnik auch diejenigen Maßnahmen berücksichtigt werden, die entweder lebensrettende Wirkung haben, wie z. B. Blutersatz, oder einem schweren Krankheitsverlaufe vorbeugen; hierzu ist besonders die Wundversorgung nach anerkannten chirurgischen Grundsätzen zu rechnen.

Dieser Zweck wird in der vorliegenden Arbeit verfolgt. Dabei werden die praktischen Gesichtspunkte in den Vordergrund gestellt, und eine Wiederholung bewährter Verfahren wird bewußt vermieden. Es wurde dagegen auf die Darstellung der Irrtümer und Fehlerquellen großes Gewicht gelegt, wie sie sich aus der eigenen praktischen und Gutachtertätigkeit sowie dem neueren Schrifttum ergeben. Bei den Verletzungen wurden die am Skelett vorkommenden nicht einbezogen, sondern es wird auf einschlägige Darstellungen verwiesen*).

---

*) HÜBNER, Frakturen und Luxationen, Springer-Verlag 1948.

2. Chirurgische Methoden

a) Hilfsmittel

Was in klinischen Betrieben eine Selbstverständlichkeit ist, bedeutet für den praktischen Arzt einen erheblichen Aufwand. Die Vorbereitungen, die sonst geschultes Hilfspersonal trifft, stellen in der Praxis eine Belastung dar; aber die Abwendung von Infektionen bei operativen Maßnahmen verlangt gebieterisch die Durchführung aller aseptischen Vorschriften. Wenn auch jeder Arzt nach seinen eigenen Erfahrungen auswählen und modifizieren kann, so dürften doch einige praktische Hinweise berechtigt sein.

Das *Instrumentarium* soll jederzeit gebrauchsfertig sein. Die physikalische Sterilisierung ist der chemischen weitaus überlegen; letztere sollte nur in Ausnahmefällen angewendet werden. Die übliche Methode des Auskochens in Wasser mit Sodazusatz (2 Eßlöffel auf 1 Liter Wasser) für eine Zeit von 10 Minuten muß praktisch als ausreichend bezeichnet werden, um die Instrumente keimfrei zu machen. Es ist festgestellt, daß Kornzangen, Arterienklemmen und Scheren am schwersten zu sterilisieren sind, sodaß es sich empfiehlt, hierfür das Auskochen nicht abzukürzen. Nach neueren Forschungsergebnissen wird jedoch durch Sterilisieren bei einer Temperatur von 100 Grad eine völlige Keimvernichtung nicht erreicht; deshalb wurde das Sterilisierungsverfahren verstärkt, so daß jetzt die Hochdrucksterilisatoren in Gebrauch gekommen sind, in denen die Instrumente bei einer Temperatur von 120 Grad gekocht werden. Für den Praktiker bestehen bei der Beschaffung oft Schwierigkeiten, sodaß der Instrumentenkocher mit siebartig durchlöchertem Einsatz allgemein gebräuchlich ist. In Notfällen kann man Instrumente auch, in ein Leinentuch eingeschlagen, in einem gewöhnlichen Topf kochen. —

Um eine sichere Sterilisation der Instrumente zu gewährleisten, ist es naturgemäß erforderlich, diese in absolut sauberem Zustande zu erhalten; gegen diese Vorschrift wird aber nicht selten verstoßen, was jedoch schwerwiegende Folgen mit sich bringen kann. Die mechanische *Reinigung gebrauchter Instrumente* muß möglichst frühzeitig nach der Benutzung und mit peinlichster Sorgfalt erfolgen. Dem Abspülen in lauwarmem, möglichst fließendem Wasser kann bei allen nicht schneidenden Instrumenten ein Nachbürsten angeschlossen werden oder sonst Abreiben mit feuchten Tupfern. Es ist besonders zu vermeiden, daß sich Eiter oder Blut an den Riffen oder Schlössern festsetzt. Nach der gründlichen Abwaschung erfolgt Auskochung in Sodalösung und gründliches Abtrocknen. — Das Einölen der Instrumente mit einem feinen Haarpinsel hat mindestens einmal wöchentlich zu erfolgen. Es ist zu vermeiden, daß eine Berührung derselben mit Jod, Sublimat oder Kochsalzlösung stattfindet. — Das Einlegen der Instrumente in Alkohollösung bewirkt nach bakteriologischen Untersuchungen keine Sterilisation; wer sich mit dieser Maßnahme begnügt, übernimmt schwere Verantwortung. (s. S. 5)

Das Sterilisieren von *Verbandstoff* und *Wäsche* erfolgt in strömendem Wasserdampf. Gegenüber den früher verwendeten Beuteln und Weidenkörben mit Innenbekleidung bedeutete die Einführung der SCHIMMELBUSCH'schen Verbandstrommeln einen wesentlichen Fortschritt. Die Seitenwände sind mit verschließbaren Schlitzen, ferner die Decken und Böden mit Löchern versehen. Der Sterilisator arbeitet mit einer Dampftemperatur von 110—120 Grad C und einer Atmosphäre Überdruck (Sterilisierzeit 1 ½—2 Stunden). Im Dringlichkeitsfall kann man Verbandsstoffe und Wäsche auch auskochen und in nassem Zustande gebrauchen. Der Anwendung käuflicher, als „aseptisch" bezeichneter Materialien, ist zu widerraten, da bei der Bearbeitung Infektionsquellen auftreten können.

Da die Haut sich durch keine Methode keimfrei, sondern nur keimarm machen läßt, so bedeutet die Einführung der *Gummihandschuhe* in die praktische Chirurgie eine große Errungenschaft, besonders auch für den Praktiker, der in seinem täglichen Arbeitsfeld die Hände weniger schonen kann. Die Sterilisierung erfolgt ebenso wie die der Operationswäsche, allerdings besser im Weidengeflechtkörbchen, weil Nickel durch Gummi angegriffen wird. Nach Gebrauch ist ausgiebiges Waschen in lauwarmem Wasser erforderlich; nach eitrigen Operationen empfiehlt sich Zusatz von 3%iger Kresolseifenlösung oder ½%iger Zephirollösung. Danach erfolgt Einlegen in Sodalösung, anschließend gründliches Waschen von innen und außen und Trockenreiben mit weichem Tuch. Nach dem Trocknen werden die Gummihandschuhe mit sterilisiertem Talcum gepudert (niemals in feuchtem Zustand!). Das Pudern erfolgt durch Aufstreuen auf die Innenseite und nachheriges Umdrehen; bei dem häufig geübten Einstreuen tritt der Nachteil auf, daß die Fingerspitzen mit Puder angefüllt sind und beim Gebrauch das Tastgefühl des Operateurs herabgesetzt wird. Bei dem Gebrauch der Gummihandschuhe ist zu beachten, daß bei septischen Eingriffen zum Schutze der Hand nur neue benutzt werden, die den gleichen verläßlichen Zustand aufweisen wie die für aseptische Operationen bereitgestellten; ferner empfiehlt es sich, die eine Handschuhseite als Hautseite zu bezeichnen.

Die *Sterilisation von Spritzen und Kanülen* bedarf noch besonderer Erwähnung, weil diese für die Sprechstunden- und Besuchspraxis immer gebrauchsfertig verfügbar sein müssen. Am besten eignen sich Spritzen mit Glaszylinder und Metallstempel. Noch empfehlenswerter sind die Spritzen, die sich in zusammengesetztem Zustande sterilisieren lassen; hierbei fällt die Gefahr weg, daß bei nachträglichem Zusammensetzen mit unsterilen Händen eine Infektionsmöglichkeit entsteht. Die Aufbewahrung in 70%igem Alkohol ist nicht ausreichend, um anhaftende Sporen abzutöten und soll aus dem praktischen Gebrauch verschwinden. Alkohol ist wohl imstande, die gewöhnlichen Eitererreger (Strepto-, Staphylokokken usw.) abzutöten bzw. unwirksam zu machen, aber nicht die grampositiven Sporenbildner, zu denen die Gasbrandbazillen gehören. Es sind Fälle bekannt geworden, bei denen die Gasbranderreger durch Spritzen eingeführt wurden, die zur Desinfektion in Alkohol aufbewahrt wurden, in dem nachher der bakteriologische Nachweis gelang. Diese Kenntnis ist neueren Datums; sie darf aber nicht außer acht bleiben, etwa im Hinblick auf die Millionen von Injektionen, die unter Anwendung der gleichen Desinfektionsart ungestört verliefen. Vielmehr ist mit Nachdruck davor *zu warnen, in Zukunft in Alkohol aufbewahrte Spritzen oder Instrumente zu benutzen.* Selbstverständlich hat diese Frage auch großes forensisches Interesse; da aber Veröffentlichungen über Fälle von Gasbrandinfektion in größerer Zahl vorliegen, so wird die Unkenntnis dieser Tatsache nicht mehr als entlastend gewertet werden. Vielmehr muß Auskochen der auseinandergenommenen Teile für 10—15 Minuten erfolgen. Nach Möglichkeit soll man Mitkochen von Metallinstrumenten vermeiden, um eine Beschädigung der Spritzen zu verhindern, Das Zusammensetzen der Teile muß in abgekühltem Zustande erfolgen; jeder gewaltsame Versuch bringt die Gefahr des Zerspringens des Glaszylinders mit sich. Werden gleichzeitig mehrere Spritzen ausgekocht, so empfiehlt es sich, damit Kolben und Zylinder zusammenpassen, die einzelnen Teile numerieren zu lassen. — Sehr wichtig ist die Pflege der Kanülen, die möglichst aus rostfreiem Material bestehen sollen. Am besten sind die aus Platiniridium bestehenden, die zwar teuer, aber unbegrenzt haltbar sind. Nach dem Gebrauch werden sie gründlich durchgespritzt, getrocknet und mit Mandrin versehen. — Jede Kanüle und Spritze soll *nur für eine Injektion* benutzt werden, und der Einstich in einer sauberen Körpergegend (Arm oder Brust) erfolgen.

Um nun die Injektionsspritze in sterilem Zustande immer vorrätig zu haben, ist es ratsam, die Sterilisierung in einem mit Wattepfropfen verschlossenen dickwandigen Glasrohr (Jenaer Glas) vorzunehmen durch Verwendung der Heißluftsterilisation (Kleinautoklaven). Für die Besuchspraxis eignet sich gut das neue Spritzensterilisiergerät „Syrocert“ (Fa. Lautenschläger, München).

Für die *Desinfektion der Injektionsstelle*, die eine weitere Infektionsquelle darstellt, ist zu beachten, daß durch das übliche Abreiben mit Alkohol wohl eine Keimverminderung erzielt wird, aber keine Keimfreiheit. Deshalb empfiehlt es sich, zumal es sich nur um einen sehr kleinen Hautbezirk handelt, einen Anstrich mit Jodtinktur vorzunehmen; hierdurch wird eine Keimfixierung oder -abtötung erzielt.

Für die *Auswahl der Instrumente* werden die aus rostfreiem Stahl hergestellten allgemein bevorzugt; man kann sie lange Zeit ohne Störung verwenden, sodaß sich der verteuerte Anschaffungspreis allmählich doch ausgleicht. Allerdings eignet sich dieses Material nicht für schneidende Instrumente. Als Messer haben sich jetzt diejenigen mit auswechselbaren Klingen eingebürgert. Der Vorteil besteht darin, daß man die Klingen in den verschiedensten Formen vorrätig hat, deren Beschaffung den Preis für Messerschleifen nicht zu übersteigen pflegt. Skalpelle sollen nach Möglichkeit nicht gekocht werden, sondern sie werden nach Abreiben mit Alkohol in eine Schale mit Seifenspiritus gelegt und sind so zu sterilem Gebrauch bereit. Erfolgt aus besonderen Gründen Auskochen, so muß die Schneide mit Gaze umwickelt werden.

Als *Nahtmaterial* wird Nähseide gebrauchsfertig in zugeschmolzenen Glasröhrchen geliefert, die sich für den praktischen Arzt am besten eignen. Katgut ist in verschiedenen Stärken und Packungen im Handel; wenn man gegen die Sterilität der Packung Bedenken hat, genügt Einlegen in Lugol'sche Lösung für 24 Stunden. Auch hier bewährt sich in der Allgemeinpraxis die Form der fertigen Jod-Ampullen.

Die *Hautdesinfektion* vor Operationen erfolgt allgemein durch Anwendung von 5%iger Jodtinktur. Viele Menschen haben jedoch eine Überempfindlichkeit gegen diese Stoffe, und Reizwirkungen an der Haut mit nachfolgender Abschilferung wirken sich nachteilig aus. Besonders schädlich ist die Lösung, wenn die Flasche ohne Korken gestanden hat, und durch Verdunstung des Alkohols die Konzentration zu stark wurde. Auch ist es ratsam, nach Beendigung der Operation das Gebiet des Jodanstriches mit einem Alkoholtupfer abzureiben. Wegen der hautreizenden Nebenwirkung wurden vielfach Ersatzpräparate eingeführt, wie z. B. Sepso-Tinktur, Dijozol, Jodana, Aquarid-Tinktur u. a. Auch Tanninalkohol, Zephirol in 2%iger Lösung, Formalin 5—10%ig werden vielfach verwendet. Die nicht seltenen Jodekzeme kommen bei Gebrauch dieser Mittel nicht mehr oder in geringerem Maße vor. — Das Skrotum ist besonders für Hautekzem disponiert, deshalb verwendet man hier besser Desinfektion mit Thymolspiritus.

Daß die menschliche Haut eine individuelle Überempfindlichkeit gegen chemische Stoffe hat, wird häufig beobachtet. Nach Sublimat kommen Hautveränderungen vor; auch die Jodoformdermatitis gab Veranlassung, Ersatzpräparate in den Handel zu bringen. Die sog. Dermatitis toxica ist aber eine nicht zu unterschätzende Komplikation, die in ihren Auswirkungen den Heilverlauf des Grundleidens erheblich beeinträchtigen kann. Die Reizwirkungen sehen wir auch auftreten nach Anwendung von *Pflastern*, die als Wundverband eine große Verbreitung gefunden haben. Auch für Not- und Transportverbände, besonders bei Verletzung der Gliedmaßen, wird man auf die Anwendung von Pflasterverbänden nicht verzichten wollen und können. Es ist aber doch wichtig, die „Ekzembereitschaft" stets in Rechnung zu stellen und eine genaue Kontrolle der Verbände auszuüben.

Nach Operationen oder bei der Nachbehandlung von Verletzungen muß auch den *apparativen Hilfsmitteln* ärztlicherseits stets größte Beachtung geschenkt werden. Jeder Kranke, mag er auch noch so intelligent sein, neigt dazu, Hilfsmittel zu gebrauchen, die nicht allein unnötig, sondern auch schädlich sind. Es ist bisweilen leichter, einen Knöchelbruch zu einem günstigen Heilungsergebnis zu bringen, als den Verletzten davon zu überzeugen, daß er den Stock nicht mehr gebrauchen soll. Auch nach Operationen ist es zweckmäßig, den Gebrauch eines *Stockes* auf den unbedingt notwendigen Zeitraum zu beschränken. Unser Ziel bei jeder Behandlung muß sein, eine Schädigung der statischen Verhältnisse zu vermeiden und eine gute Gelenkbeweglichkeit wieder zu erreichen. Auch die Anwendung einer *Mitella* muß auf das unbedingt erforderliche Maß beschränkt bleiben, sonst kann sie zum „Leichentuch des Schultergelenks" werden. *Krücken* sollten ganz aus dem ärztlichen Rüstzeug verschwinden und durch Stockstützen ersetzt werden. Es wurden Fälle von Fingergangrän infolge Druckschädigung von Nerven und Gefäßen beobachtet; vor kurzem wurde auch über einen Mann berichtet, der seit 40 Jahren ein Krückenleben führte, und bei dem es zu einer Thrombose der großen Armarterie und Gangrän des gesamten Unterarmes kam. — Bei den Fortschritten der *Prothesentechnik* bietet die umfangreiche Skala von der einfachen nach Gipsabdruck angefertigten Schuheinlage bis zum kompliziertesten Schienenhülsenapparat stets genügend Möglichkeiten, um die Form der Nachbehandlung den funktionellen Erfordernissen anzupassen. Einen großen Fortschritt stellt die Einführung der Saug- und Haftprothesen für Oberschenkelamputierte dar, die wesentliche Vorteile aufweisen. Diese bestehen nach Elle neben dem Fortfall der unbequemen Schulterbandage in besserer Gangsicherheit sowie darin, daß Durchblutungsstörungen und Stumpfatrophie ausgeschaltet sind, und das Kunstbein besser dirigiert werden kann.

b) Betäubungsverfahren

Bei Auswahl der Methode für die Schmerzausschaltung muß stets als oberster Grundsatz gelten: Sicherheit des Verfahrens und ein Minimum von Gefahr für den Kranken. Entscheidend ist das Risiko, das sich aus der Konstitution des Kranken ergibt, insbesondere dem Zustand von Herz und Kreislauf, Leber und Nieren. Das hohe Maß von Verantwortungsgefühl, das alle zur Ausübung der Narkose berufenen Personen beseelen muß, kommt auch in den Worten von Th. BILLROTH zum Ausdruck: „Ist wohl ein größeres Vertrauen von Menschen zu Menschen denkbar, als daß einer sich vom anderen durch das Einatmen eines betäubenden Giftes in schmerzlosen und bewußtlosen Zustand versetzen läßt und sich ihm so ganz preisgibt?"

Jedes Verfahren, die Schmerzempfindung bei operativen Eingriffen auszuschalten, stellt eine Kunstfertigkeit dar.

Die *Vereisung* durch Chloräthyl-Spray eignet sich für oberflächliche Eingriffe wie Punktion und Incision. Trotz der einfachen Anwendungsweise werden nicht selten Versager beobachtet, die auf fehlerhafte Technik zurückzuführen sind. Die Verdunstung des Äthylchlorids soll beschleunigt werden, die Ampulle ist ½ Meter von der Operationsstelle entfernt zu halten. Man darf erst den Eingriff beginnen, wenn das Gewebe wirklich durchfroren ist, was sich durch plötzliche Weißfärbung der Haut und Hartwerden des Gewebes kennzeichnet. Die Schwierigkeit liegt darin, daß man das Messer mit einiger Druckwirkung in das vereiste Gewebe einführen muß; man kann daher nach dem Gefühl nur so tief schneiden, als die Anästhesie wirkt und gegebenenfalls den Spray weiter einwirken lassen. Es ist zu beachten, daß Jodpinselung dem Gefrieren entgegenwirkt; daher empfiehlt sich vorherige Desinfektion mit Alkohol oder Äther. Die früher geübte Kälte-Anästhesie hat den Nachteil, daß die Gefrierung der Haut schmerzhaft ist, und daß auch ein Nachschmerz bleibt, so daß sie möglichst durch Infiltrations- oder Leitungsanästhesie bzw. Rauschanalgesie ersetzt werden sollte.

Für die Tätigkeit des praktischen Arztes, dem nicht immer für die Narkose geschultes Personal zur Verfügung steht, ist die *örtliche Betäubung*, die in einer Unterbrechung der Nervenleitung durch chemische Mittel besteht, sehr wertvoll; sie hat auch eine außerordentlich große Verbreitung gefunden. Die kollapsfördernde Schädigung ist bei dieser Methode am geringsten, und die Gesamtwiderstandskraft wird kaum belastet. Infolge der resorptionsverhindernden Kraft des Adrenalins werden Wirkungen erzielt, die auch bei länger dauernden und umfangreichen Eingriffen die Anwendung der Methode berechtigt erscheinen lassen. Außerdem wird auch außer der Schmerzbeseitigung gleichzeitig Blutleere des Operationsgebietes erzielt. Es ist daher jedem Praktiker zu raten, sich mit der Technik und Wirkungsweise auf das genaueste vertraut zu machen; denn das Gelingen der Lokalanästhesie hängt von der Erfahrung und Geschicklichkeit des Arztes ab. Nach Ausschaltung des giftigen Kokain wird jetzt allgemein *Novocain* in ½ bis 2%iger Lösung verwendet. Zunächst ist es erforderlich, die Lösung vor jedem Gebrauch frisch herzustellen, da Suprarenin sich nach 1—2 Stunden zersetzt. Diese Vorbereitung läßt sich jederzeit ohne Zeitverlust ausführen, wenn man die von den Höchster Farbwerken in den Handel gebrachte Tablette A (0,125 g Novocain + 0,000125 g Suprarenin) verwendet, die in 0,9%iger Kochsalzlösung aufgekocht wird. Die für örtliche Betäubung benutzten Injektionsspritzen müssen ohne Sodazusatz gekocht werden, da durch Bildung von freiem Alkali die Adrenalinwirkung aufgehoben werden kann; am besten nimmt man Auskochen in destilliertem Wasser vor. — Vergiftungserscheinungen (Übelkeit, Schweißausbruch, Herzklopfen, Bewußtlosigkeit) treten auf, wenn das Lösungsmittel in die Blutbahn gebracht wird. In diesem Fall ist die Anästhesie sofort abzubrechen und die Operation zu verschieben.

Die Anwendung des *Adrenalins* bringt aber auch Gegenanzeigen mit sich, deren Nichtbeachtung noch immer, wie die Praxis lehrt, verhängnisvolle Schädigungen im Gefolge haben. Einmal ist — wenn auch in seltenen Fällen — mit individueller Überempfindlichkeit zu rechnen, und dann ist die von H. BRAUN aufgestellte Regel zu beachten, in Gewebe, deren Vitalität sehr beeinträchtigt ist, nicht zu injizieren. So z. B. kann beim Bestehen einer Thromboangitis durch eine Einspritzung eine schwere Gangrän hervorgerufen werden; es sind Fälle bekannt, wo bei älteren Leuten eine beginnende Knochennekrose mit „eingewachsenem Nagel" verwechselt und in LA. operiert wurde, mit dem Ergebnis, daß eine Gangrän und Amputation sich anschlossen. Bei Operation einer DUPUYTREN'schen Kontraktur, bei der Lymph- und Blutzirkulation durch die in langer Zeitdauer entstandenen Narbenveränderungen geschädigt sind, ist ebenfalls von Anwendung der örtlichen Betäubung abzuraten. Schwere Nekrosen der Finger wurden nach Anwendung der sog. OBERST-schen Leitungsanästhesie beobachtet. Zur Vermeidung derartiger Schädigungen muß gefordert werden, bei allen Operationen an Körperstellen, bei denen der Abtransport der Flüssigkeit erschwert ist (z. B. Finger, Zehen, Penis), oder wo eine Gefährdung der Zirkulation besteht (bei Lappenschnitten und Plastiken) *niemals Adrenalin zu verwenden*. Man kommt aber auch meist mit der Tablette D aus, die kein Suprarenin enthält und in sterilem Wasser zu lösen ist.

Das Eintreten der Anästhesie wird erleichtert durch eine vorherige medikamentöse psychische Beeinflussung; hierdurch wird auch die notwendige Entspannung leichter erreicht. Eine subkutane Injektion von 1 bis 2 ccm Pantopon ist die übliche und beste Vorbereitung; notwendig ist es allerdings, die genügende Wartezeit einzuhalten. Zur Verhütung von Zwischenfällen soll auch bei Lokalanästhesie grundsätzlich in liegender Stellung des Patienten operiert werden. Die Technik der Infiltration des Unterhautzellgewebes ist aus der Skizze (Abb. 1) ersichtlich; die Nadel wird von jeder Einstichstelle strahlenförmig vor- und zurückgeführt. Es wird im allgemeinen eine *Umspritzung des Operationsgebietes* von mehreren Einstichpunkten aus vorgenommen, so daß die Operationsstelle selbst von der Anästhesielösung frei bleibt. Nach 10 Minuten ist Schmerzlosigkeit des umspritzten Gebietes erreicht.

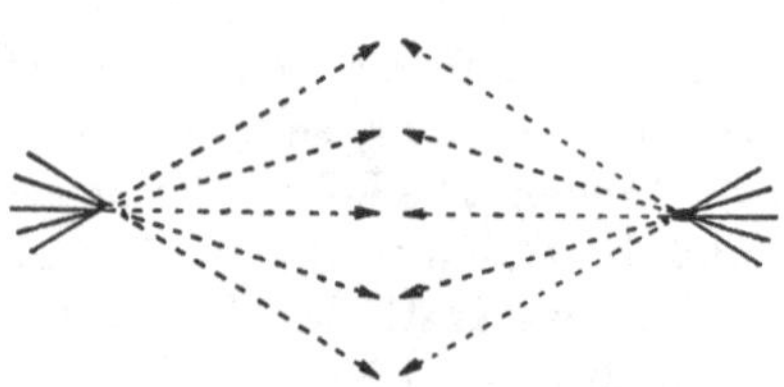

Abb 1 Infiltrations-Anästhesie.

Die *Leitungsanästhesie*, die Unterbrechung der Nervenbahnen durch perineurale Injektion, entfernt von dem Operationsbezirk, ist am bekanntesten in der Form der sog. OBERST'schen Anästhesierung von Fingern und Zehen (s. Abb. 2). Die Abschnürung des betr. Gliedabschnittes ist dabei nicht erforderlich. Die Spritzenkanüle wird seitlich am Fingergrundglied, nahe dem Fingeransatz, eingestochen und bis an den Knochen vorgeführt. Die Kanüle wird alsdann während des Einspritzens volar und dorsal gerichtet. Die Anästhesie schreitet von der Injektionsstelle nach der Peripherie des Fingers fort, und nach etwa 10 Minuten ist die Schmerzempfindung an der Fingerkuppe aufgehoben. Der Vorteil dieser Methode besteht darin, daß man in einem nicht infiltrierten Gewebe operiert, was z. B. bei Entfernung abgebrochener Nadelspitzen sich vorteilhaft auswirkt. — Die *Plexus-Anästhesie* für Operationen am Arm wird dadurch herbeigeführt, daß das Betäubungsmittel oberhalb der Mitte der Clavicula in den Pl. brachialis gespritzt wird.

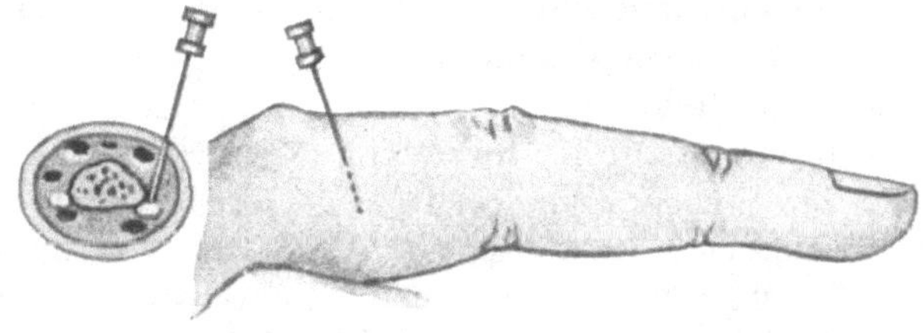

Abb. 2. Leitungsanästhesie am Finger.

Für die *Oberflächenanästhesie* der Schleimhäute eignet sich am besten das Pantocain, dessen Wirkung bei geringerer Giftigkeit 10mal stärker ist als die des Novocains; man gebraucht eine 1—2%ige Lösung. Die männliche Harnröhre wird für Katheterismus oder Cystoskopie durch Instillation von 1% Alypin-Suprareninlösung unempfindlich gemacht.

Für Operationen unterhalb des Nabels hat sich die von Bier erfundene *Lumbalanästhesie* zur Schmerzausschaltung sehr bewährt. Ihr besonderes Indikationsgebiet ist für Notoperationen bei älteren Menschen sowie solchen mit dekompensiertem Herzschaden zu erblicken. Es handelt sich um temporäre Unterbrechung der Nervenwurzeln durch ein in den Lumbalsack eingespritztes Betäubungsmittel. In der Regel wird Tropacocain mit Suprareninzusatz verwandt; auch die Pantocain-Trockenampulle wird von manchen Chirurgen bevorzugt. Die Lumbalbetäubungskanüle wird am sitzenden Patienten zwischen den Dornfortsätzen des 3. und 4. Lendenwirbels eingestochen bis in den Subduralraum. Sobald klarer Liquor austritt, wird die Tropacocain enthaltende Spritze aufgesetzt und die Flüssigkeit durch Zurückziehen des Stempels mit Liquor vermischt. Danach erfolgt langsames Einspritzen.

Nachteilig wirken sich vielfach infolge Liquorschwankungen die anschließend auftretenden Kopfschmerzen aus. Ferner ist die Kollapsgefahr nicht zu unterschätzen. Die eintretende Blutdrucksenkung wird durch Verabreichung von Sympatol, Ephetonin oder Veritol bekämpft; ferner ist für 24 Stunden Flachlagerung zu empfehlen. —

Die Wahl des Mittels für die *Allgemeinbetäubung* ist in der vielgestaltigen Tätigkeit des praktischen Arztes naturgemäß an ganz andere Voraussetzungen gebunden als im klinischen Betrieb. Es gibt kein vollkommen ungefährliches Narkotikum, und man muß auf jede schematische Anwendungsweise verzichten. In erster Linie ist die Auswahl des Verfahrens dem Allgemeinzustand des Kranken anzupassen und die Einwirkung des Narkotikums auf Stoffwechsel, Kreislauf und Atmung zu berücksichtigen. Es ist ferner die individuell verschiedene Empfindlichkeit gegen die einzelnen Narkosemittel zu beachten. Die Gefährlichkeit wird für alle Mittel durch gute Narkosetechnik herabgesetzt. Für die Vorbehandlung der Narkose werden Morphium-, Belladonna- und Barbitursäurepräparate angewendet. Bei traumatischem Schockzustand und großem Blutverlust ist jedoch Morphium kontraindiziert.

Für kurzdauernde Operationen ist die sog. *Rauschanalgesie* weit verbreitet, die ein Minimum von Gefahren mit sich bringt. Der früher allgemein hierfür angewendete Äther wurde wegen der stärkeren Reizerscheinungen durch Chloräthyl verdrängt. Bei Kindern ist von Anwendung dieses Mittels abzuraten; bei Erwachsenen müssen die bestehenden Vorschriften genau beachtet werden (langsame Tropfenfolge, Höchstdauer 1 ½—2 Minuten, Abbrechen beim ersten Anzeichen der Exzitation). — Auch Solaesthin eignet sich für Rauschanalgesie gut; seine Vorzüge werden auch zur Einleitung der gewöhnlichen Äthernarkose sowie als Zusatznarkotikum gerühmt. Auch alte gebrechliche Leute vertragen Solaesthin gut. Die Technik unterscheidet sich nicht von der gewöhnlichen Tropfmethode.

Bei jeder Rauschanwendung empfiehlt es sich, immer Vorbereitung zu treffen, daß man eine Vollnarkose anschließen kann. Wie oft werden wir durch einen unvorhergesehenen Befund überrascht, der eine Änderung des Operationsplanes erfordert.

Bei der Wahl zwischen Äther und Chloroform für Vollnarkose wurden in letzter Zeit wieder gerade aus ärztlichen Kreisen der Landpraxis die Vorzüge des zweiten Mittels angeführt gegenüber der Feuergefährlichkeit des Äthers, dem mit diesem verbundenen Aufregungsstadium und der Schädigung der Luftwege. Die Frage: Chloroform oder Äther ? muß jeder Arzt nach seinen eigenen Erfahrungsergebnissen und der ihm eigenen Geschicklichkeit entscheiden. Der Vorteil des Äthers besteht in seiner größeren Narkosenbreite und geringeren Gefährlichkeit. Bei der Äthernarkose sind ernste Zwischenfälle bei geschultem Narkotiseur selten und kommen meist nur bei Patienten mit abnormalen Konstitutionstypen vor.

Bei jeder *Inhalationsnarkose* empfiehlt es sich, zwei Masken bereitzuhalten, um bei eintretender Vereisung einen Wechsel vornehmen zu können; für Kinder ist eine kleinere Form erforderlich. Die Gazelagen müssen dicht sein, um gleichmäßiges Verdunsten zu gewährleisten. Der Flaschentropfer ist vor Beginn der Narkose hinsichtlich gleichmäßiger Tropfenfolge auszuprobieren. Zum Narkosegerät gehören ferner: Zungenzange, Kiefersperre, Stieltupfer, Brechschale. In der Regel kommt man mit dem manuellen Vorschieben des Unterkiefers aus; notfalls soll der Mundsperrer zwischen die Backenzähne gelegt werden. Zur Vorbereitung einer Äthernarkose ist die Verabfolgung einer Injektion von 1 ccm 0,02 Morphium mit 0,001 Atropin angezeigt (½ Stunde vor Beginn). Zur Ausschaltung der unangenehmen Empfindungen wird die Einleitung bis zum Schwinden des Bewußtseins mit Chloraethyl durchgeführt. — Die beste Vorbeugung gegen Narkosezwischenfälle besteht darin, daß man sich einer gleichmäßigen Tropfenfolge befleißigt und Aufgießen des Narkotikums unbedingt vermeidet.

Die wichtigsten Gefahrenquellen sind Lähmungen der Herz- und Atmungszentren. In beiden Fällen ist die Narkose zu unterbrechen. Die *Kreislaufstörung* wird bekämpft durch Coffein, Cardiazol, Coramin, Hexeton oder Strophantin, je nach der Schwere in subkutaner oder intravenöser Darreichung; auch Adrenalin erweist sich vielfach als vorteilhaft. Ferner wird Herzmassage durch rhytmische Bewegung der Herzgegend von außen mit der geöffneten Hand durchgeführt. — *Atemstillstand* wird durch künstliche Atmung bekämpft, kombiniert mit Zufuhr von Kohlensäure; ferner wird 0,01 Lobelin injiziert, und zwar subkutan oder intramuskulär. — Todesfälle infolge der Narkose sind stets besonders beklagenswert, sie werden aber niemals ganz ausgeschaltet werden können; sie unterliegen der Meldepflicht.

Zu den alten Methoden der Äther- und Chloroformnarkose ist nun in der letzten Zeit eine große Reihe neuerer Verfahren hinzugekommen, in dem Bestreben, nicht allein das Zustandekommen der Betäubung, sondern auch die *Schonung der Psyche* zu erreichen. Auch in der Art der Darreichung wurden neue Wege beschritten, wobei nicht zu verkennen ist, daß die Dosierung ganz besonders beachtet werden muß. Bei den einzelnen hierfür in den Handel gebrachten Mitteln wird naturgemäß über Vorteile und Nachteile berichtet; ein abschließendes Urteil konnte bisher noch nicht erzielt werden. — Für die Anwendung in der Allgemeinpraxis ist es von entscheidender Bedeutung, daß die rektale und intravenöse Narkose sachkundige Assistenz sowie große Erfahrung in Vorbereitung, Ausführung und Nachbehandlung verlangt, und daß auch eine länger dauernde Überwachung nach der Operation durch geschultes Personal gewährleistet sein muß. Daher werden nur ausnahmsweise die Voraussetzungen erfüllt sein, die eine gefahrlose Anwendung durch den praktischen Arzt erlauben.

Von den *Barbitursäurepräparaten* haben Evipan-Natrium und Eunarcon in intravenöser Darreichung die größte Verbreitung gefunden, besonders als Basis-Narcoticum zur Einleitung einer Inhalationsnarkose. Eunarcon ist besonders für kurze Narkosen geeignet. Gewöhnlich wird Evipannatrium in 1—2 Stunden im Körper abgebaut. Bei Leberschädigungen ist dieser Abbauprozeß allerdings sehr verlangsamt. Schon eine leichte Überdosierung kann gefährliche Konzentrationssteigerung im Blute bedingen, die eine Lähmung der vitalen Zentren herbeiführt. — Auch bei Eingriffen wegen entzündlicher Erkrankung des Halses und Mundbodens, ferner bei Tumor des Halses mit Ödem der Halsweichteile sind tödliche Zwischenfälle bei Evipan nicht selten.

Die Frage der *Betäubung bei Kindern* bedarf besonderer Berücksichtigung wegen der bekannten geringen Widerstandsfähigkeit des Säuglings und Kleinkindes; hierbei spielt neben konstitutionellen Gründen auch die größere Empfindlichkeit gegen Nahrungsentziehung eine Rolle. Früher war die Meinung zu unrecht verbreitet, daß Chloroform im Kindesalter zu bevorzugen sei. Dieses Mittel ist zweifellos gefährlicher als Äther und sollte auch wegen der geringen Narkosenbreite gerade bei Kindern vermieden werden. Bei *Äthernarkosen* sind die Gefahren geringer. — Es ist verständlich, daß man gerade aus Gründen der Psycheschonung die neuzeitlichen Narkosemittel bei Kindern ausnutzte. So wird von vielen Kinderchirurgen das Avertin angewendet. Ebenso wird Evipan in der Kinderpraxis gelobt; auch hier ist vorsichtige individualisierende Dosierung dringend geboten. Für größere Eingriffe kommt das Mittel nur als Basisnarkose in Betracht. Als unschädliche Durchschnittsmengen werden entsprechend dem Lebensalter angegeben: $^3/_4$ ccm (4 ½—6 Monate); 1 ½ ccm (1 ½—2 Jahre); 2—2 ½ ccm (2—3 Jahre) und allmählic steigend zu 6—8 ccm (12—14 Jahre). — Was bereits für Erwachsene erwähnth wurde, gilt natürlich bei Kindern in gleichem Maße, daß nämlich große Erfahrung sowie Möglichkeit genauester Überwachung vor und nach der Operation die Voraussetzung für Anwendung der neueren Narkotika ist. Deshalb wird in der Allgemeinpraxis auch im Kindesalter die Inhalationsnarkose mit Lachgas oder Äther an erster Stelle stehen.

Als wertvolles Zusatz-Narkotikum erweist sich die Kombination von *Scopolamin-Eukodal-Ephetonin* (SEE). Dieses erzeugt einen Dämmerschlaf, der für kleinere Eingriffe häufig ausreicht; vor gleichzeitiger Morphiumgabe ist zu warnen. Ebenso besteht Gegenanzeige bei gesteigerter Reaktionslage des Körpers (Abmagerung, Anämie, Icterus, Status lymphaticus). Ferner besteht bei Scopolamin die Gefahr einer Lähmung des Atemzentrums, wenn die Wirkung mit Vagusreizung kombiniert wird; es wurden Todesfälle beobachtet bei gleichzeitiger Infiltration von Lokalanästhetikum in die Nähe des Vagus zur Vornahme einer Pneumolyse. *Stickoxydul* hat sich in der Zahnheilkunde, Geburtshilfe sowie als Basisnarkotikum gut bewährt.

Bei *Betrunkenen*, die einer dringenden chirurgischen Behandlung bedürfen, besteht für die Inhalationsnarkose Gefahr wegen des Excitationsstadiums mit Erbrechen und Aspirationsmöglichkeit. Bei Injektionsnarkose kann eine Atmungsstörung leichter eintreten als normalerweise; daher sind Opiate vor der Narkose zu vermeiden, dagegen Herz- und Lungentätigkeit regulierende Mittel anzuwenden (Coramin, Coffein, Strychnin). Auch Kochsalzinfusion ist empfehlenswert. Nach derartiger Vorbereitung kann Äthernarkose, gegebenenfalls nach Magenspülung, die aber bei den nicht beeinflußbaren Kranken schwierig ist, eingeleitet werden; dabei braucht man meist ein Minimum von Narkotikum.

Von *Narkosezwischenfällen*, die gelegentlich straf- und zivilrechtliche Folgen nach sich ziehen, stehen an der Spitze Nervenschädigungen durch Druck oder Zerrung.

Die Ursache der peripheren Narkoselähmungen beruht entweder auf forcierter Abduktion des Armes (Druckwirkung auf den Plexus zwischen Clavicula und erster Rippe) oder in fehlerhafter Befestigung. Diese Gefahr muß gerade bei dringlichen Operationen beachtet werden, die häufig ohne geschulte Hilfskräfte erfolgen müssen. Die Prognose hängt ab von der Dauer der Kompression.

Bei Beckenhochlagerung müssen die Schulterstützen gut gepolstert sein. Auch die Kniestützen bedürfen ausreichender Polsterung, um einen Druck auf die Wadenbeinnerven zu vermeiden. Die bei einer Mammaoperation notwendige Abduktion des Armes darf nicht zu stark erfolgen; es ist sonst eine Plexusschädigung zu befürchten.

c) Technik dringlicher Maßnahmen

Die Anwendung von *Injektionen* ist so sehr Allgemeingut des Praktikers geworden, daß es berechtigt erscheinen dürfte, auf unliebsame Zwischenfälle hinzuweisen. Diese können eintreten durch Instrumentenfehler, Infektion, Gewebsschädigung und Nervenlähmung. Die Ursache des Abbrechens von Kanülen ist in einem Materialschaden oder Fehler der Ausführungstechnik zu suchen. Ebenso kann z. B. bei einer intramuskulären Injektion reflektorische Muskelspannung dem Herausziehen der Kanüle entgegenwirken, sodaß Abbrechen erfolgt; auch eine plötzliche Abwehrbewegung des Patienten kann die Ursache sein, was man aber leicht durch Bauchlage ausschalten kann. Wenn das *abgebrochene Nadelstück* vollkommen verschwunden ist, so ist jeder Versuch zu unterlassen, es durch Pressen oder Drücken wieder sichtbar zu machen, wegen der Gefahr, daß es weiter in die Tiefe getrieben wird. Die operative Entfernung einer in der Muskulatur zurückgebliebenen Nadelspitze kann außerordentlich schwierig sein und darf selbstverständlich nur versucht werden, wenn der Sitz durch Röntgenaufnahmen in verschiedenen Ebenen festgestellt ist. Es ist dabei nicht notwendig, daß die Operation sofort nach dem Abbrechen erfolgt, da die Furcht vor dem sog. „Wandern des Fremdkörpers" unbegründet ist. Aus verspäteter Nadelentfernung darf dem Arzt kein Vorwurf erwachsen. Wenn auch im allgemeinen eine reaktionslose Einheilung erfolgt, so löst doch häufig das Bewußtsein des im Körper befindlichen Fremdkörpers Sensationen aus, wobei vielfach Haftpflichtansprüche erhoben werden.

Infektionen können zustande kommen durch Unsterilität der Spritze oder der injizierten Lösung. Wenn auch im Hinblick auf die große Zahl der Einspritzungen Infektionen verhältnismäßig selten vorkommen, so muß doch jeder Arzt durch Wahrung strengster Asepsis die mit Beschwerden für den Patienten verbundenen Vorkommnisse unbedingt zu vermeiden trachten. Das Auftreten von „*Spritzen-Abszessen*" stellt kein außergewöhnliches Ereignis dar, wobei meist mehrere ungünstige Faktoren zusammenwirken. Jeder Arzt muß über Vermeidung von Fehlern und Gefahren eingehend orientiert sein, zumal es erfahrungsgemäß relativ häufig zu Haftpflichtansprüchen kommt; z. B. wurden unter 2500 Arzthaftpflichtfällen einer großen Versicherungsanstalt 413 Injektionsschäden festgestellt. Die Haut der Injektionsstelle muß durch Jodtinktur oder Sepso-Tinktur desinfiziert werden. Die Sterilität der Spritze ist am besten gewahrt, wenn diese unmittelbar nach dem Auskochen benutzt wird; das Aufsetzen der Kanüle auf die Spritze erfolgt am besten mit einer sterilen Pinzette.

Eine weitere Infektionsquelle liegt in der *Aufbewahrungsart der Injektionslösung.* Am sichersten ist der Gebrauch von Ampullen, die mit nur einer therapeutischen Dosis beschickt sind, während die früher üblichen Gläschen zur Aufbewahrung der Flüssigkeit stets die Möglichkeit einer Verunreinigung bieten. Man muß sich klarmachen, daß jedes Öffnen einer Flasche die Lösung unsteril macht. Auch der Gummiklappenverschluß ist nicht vollkommen sicher. Vor dem Öffnen der Ampulle empfiehlt es sich, den Ampullenhals sowie auch die Feile abzuglühen. Der Inhalt einer angebrochenen Ampulle darf nicht weiter verwendet werden. Da in der Allgemeinpraxis zur Ersparung von Zeitverlust die Spritzen vielfach stets gebrauchsfertig vorhanden sein müssen, so ist die Verwendung eines sterilisierten Glasbehälters notwendig, in dem die ausgekochten Spritzen trocken steril aufbewahrt werden können. Vor der Aufbewahrung in Alkohol ist nachdrücklich zu warnen (s. S. 5). — Die *Sterilisierung der Injektionslösung* erfolgt durch Überdruckverfahren; solche Arzneistoffe, die nicht hitzeresistent sind, werden durch ein besonderes Verfahren (Entkeimungsfilter) sterilisiert. Der praktische Arzt muß sich naturgemäß auf die Durchführung sicherer Sterilität seitens der Apotheken und Fabriken verlassen können.

Gewebeschädigungen können nach allen Formen der Einspritzung sich ereignen. Man muß stets an die Möglichkeit und ihre Verhütung denken, schon um unliebsamen Weiterungen aus dem Wege zu gehen. Bei der *subkutanen Injektion*, die naturgemäß häufig von dem ärztlichen Hilfspersonal ausgeführt wird, kommt nicht selten der Fehler vor, daß die Einspritzung in die Haut (intrakutan) ausgeführt wird. Die Folge ist tagelang andauernde Schmerzhaftigkeit, Entzündung, bisweilen Hautnekrose. Auch bei subkutaner Einverleibung können Entzündungen durch chemisch schädigende Mittel hervorgerufen werden. Im allgemeinen gehört jedoch die subkutane Injektion zu den am wenigsten mit Nachwirkungen verbundenen Methoden.

Die *subkutane Infusion* ist neuerdings in den Hintergrund getreten gegenüber der intravenösen Zufuhr und der Bluttransfusion. Sie wird auch von den meisten Kranken wegen Schmerzhaftigkeit als lästig empfunden. Man verwendet 10 cm lange Injektionsnadeln mit seitlichen Öffnungen. Die Eingießung muß in reichlich entwickeltes Subkutangewebe erfolgen; bevorzugte Stellen sind Innenseite des Oberschenkels, Brust- und Bauchgegend. Bei oberflächlicher Lage der Kanüle können Hautnekrosen entstehen. Die auf 40 Grad erwärmte Normosallösung wird in einen Irrigator gefüllt, oder man verwendet Tutofosin in der Originalampulle.

Dagegen bringt die *intramuskuläre Anwendungsart* in erheblich höherem Maße die Möglichkeit einer Gewebeschädigung mit sich. Trotzdem wenden wir sie häufig an, weil das so eingeführte Mittel schneller resorbiert wird und längere Zeit wirkt. Da das Arzneimittel in tiefere Gewebsschichten gebracht wird, so muß naturgemäß die Einspritzungsstelle so gewählt werden, daß Nachteile ausgeschaltet sind. Man wählt den oberen äußeren Quadranten der Glutäalgegend oder die Streckseite der Oberschenkelmuskulatur. Der Nadelstich erfolgt senkrecht zur Hautoberfläche. Vor der Injektion überzeugt man sich durch Ansaugen, daß die Nadelspitze nicht in einem Gefäß liegt. Trotz aller Vorsicht können jedoch Zwischenfälle auftreten. Es können schmerzhafte Infiltrate zurückbleiben, besonders wenn die Kanüle nicht tief genug in die Muskelsubstanz eingeführt wurde. Auch an die Möglichkeit von Abszessen und Nekrosen ist zu denken. Noch häufiger ist das Auftreten von Nervenschädigungen, die teils durch die chemische Wirkung des Mittels selbst, teils durch direkte Verletzung des Nervenstammes ausgelöst werden können, und deren Prognose meist ungünstig ist. *Ischiadikuslähmungen* kommen nicht selten vor, die natürlich bei exakter Technik zu umgehen sind; insbesondere soll bei plötzlichem Auftreten eines ausstrahlenden Schmerzes, der Berührung des Nerven anzeigt, die Injektion sofort abgebrochen werden. Es kann aber auch dadurch zu einer Erkrankung der Nerven kommen, daß das Arzneidepot sich sekundär in den Muskelinterstitien ausbreitet. Um Radialisschädigungen zu vermeiden, sollen intramuskuläre Einspritzungen wegen der oberflächlichen Lage des Nerven niemals in den Oberarm vorgenommen werden. — Die nach intramuskulärer Injektion auftretenden *Infiltrate* bestehen häufig sehr lange; dabei kann auch Hitze, Rötung und Schwellung vorliegen. Solange keine Einschmelzung eingetreten ist, soll nicht inzidiert werden wegen der Gefahr einer Sekundärinfektion. Ausgebildete Abszesse werden naturgemäß eröffnet.

Die technisch schwierigste Injektionsart ist die *intravenöse*, wobei das Mittel durch Punktion einer Vene mit scharfer Nadel unmittelbar in das Kreislaufsystem gebracht wird. Es wird in der Regel eine oberflächlich gelegene Vene, meist in der Ellenbeuge gewählt. Eine bessere Füllung der Vene wird durch Anlegen einer Staubinde erzielt; dies muß vorsichtig und allmählich erfolgen, so daß z. B. der Radialispuls fühlbar bleibt. Handtuch oder Gummischlauch werden an den Enden zusammengedreht; mehrfaches Umschlingen ist zu vermeiden, da die Stauung nach Anstechen der Vene gelöst werden soll, und Bewegungen des Armes beim Abwickeln die Gefahr mit sich bringen, daß die Kanülenspitze aus dem Venenlumen herausgleitet. Aus der Abb. 3 ist die Technik der Einführung ersichtlich.

Man verwendet eine kurz abgeschliffene Kanüle, die zuerst senkrecht durch Haut und Venenwand eingestochen wird. Danach wird die Nadelspitze schräg in das Venenlumen vorgeschoben. Auch bei größter Vorsicht und Geschicklichkeit ist ein Durchstechen der Vene bisweilen nicht zu vermeiden, oder es gelangt auf andere Weise (z. B. Verletzung der Venenwand bei Druck auf den Spritzenstempel) die eingespritzte Flüssigkeit in das umgebende Gewebe (sog. *paravenöses Infiltrat*, das sich im allgemeinen nur langsam resorbiert). Es besteht daher die Vorschrift, sich durch Ansaugen von Blut zunächst davon zu überzeugen, daß die Kanüle in der Vene liegt. Bei Schmerzäußerung oder beim Entstehen einer Schwellung an der Injektionsstelle muß man sofort abbrechen. Handelt es sich um stark wirkende Arzneimittel, so empfiehlt es sich, sofort Kochsalzlösung zur Abschwächung nachzuspritzen.

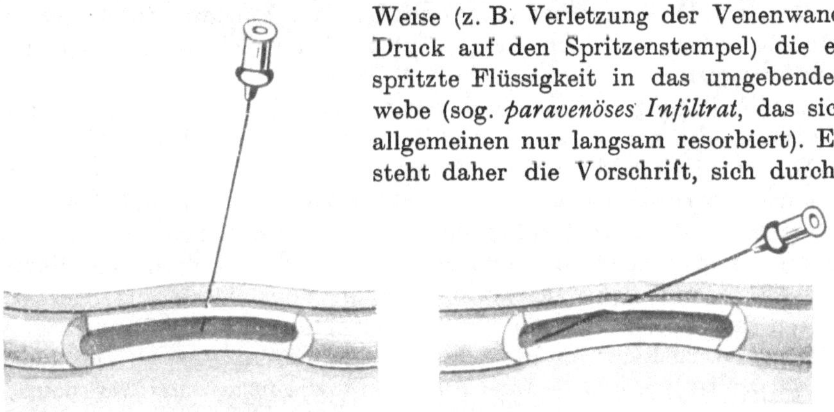

Abb. 3. Intravenöse Injektion.

Von Schädigungen nach intravenöser Injektion wird neben dem paravenösen Infiltrat *Thrombose* häufig beobachtet. Neben dem Anstich der Vene ist auch die Reizwirkung des Medikamentes auf die Gefäßwand als ursächlicher Faktor anzusehen. Als schwere Komplikation ist die *intraarterielle Einspritzung* anzusehen. Die Möglichkeit, mit der Kanüle in die Arteria cubitalis zu geraten, besteht nach der anatomischen Lage, und es kann dem Arzte ein Verschulden nicht angerechnet werden, wenn beim Auftreten eines heftigen Schmerzes im Unterarm die Injektion sofort abgebrochen wurde. Es sind Fälle vorgekommen, wo infolge lokalem Gefäßspasmus periphere Gangrän eintrat.

Die Frage, ob *Schwestern und Pflegepersonal berechtigt seien, intramuskuläre und intravenöse Injektionen auszuführen*, wurde früher verschieden beurteilt. In neuester Zeit ist im Hinblick auf die Erfordernisse der Praxis dem Standpunkt Geltung verschafft, daß besonders ausgebildeten und erfahrenen Schwestern die Ausführung dieser Injektionen anvertraut werden kann. (Krankenpflegelehrbuch, Ausgabe 1947). Wesentlich ist dabei jedoch die Verantwortung des Arztes, was PERRET zu einer exakten Abgrenzung veranlaßte: „Besonders zu betonen ist jedoch, daß durch die Aufhebung des bisherigen Verbotes den Ärzten eine Verpflichtung zur Belehrung und Überprüfung der beauftragten Schwestern gegeben ist, die nicht vernachlässigt werden darf, da für alle Komplikationen durch eine solche Einspritzung der Arzt die Verantwortung tragen muß."

Über den Nutzen der *intravenösen Einverleibung von Flüssigkeiten* als Dringlichkeitsmaßnahmen bei vielen Krankheitszuständen besteht kein Zweifel. Kochsalz- und 5—10%ige Traubenzuckerinfusionen zur Behebung eines Flüssigkeitsverlustes sowie zur Bekämpfung eingetretenen Kohlehydratmangels sind ebenso wichtige Anzeigen wie die Erzeugung einer schnellen Wirkung zur Abwehr akuter Kreislaufschwäche. Die Technik kann sich bisweilen schwierig gestalten. Es ist dann vorteilhafter, sich bald zur Freilegung der Cubitalvene zu entschließen, als die Gefahr einer Medianusschädigung oder der Gewebsnekrose infolge paravenöser Injektion heraufzubeschwören. Jeder Arzt muß die Gefahren kennen, um ihnen wirksam begegnen zu können.

Der zur Freilegung der Vene vorbereitete Arm wird durch Anlegen einer Staubinde gestaut; die hervortretende Cubitalvene wird in örtlicher Betäubung freigelegt. Das periphere Ende wird unterbunden, das zentrale mit einem Faden locker umschlungen. Zwischen beiden Fäden wird die Vene eröffnet und eine Glaskanüle eingeführt, die mit dem zentral liegenden Faden an der Venenwand befestigt wird. Es ist wichtig, daß beim Einführen der Kanüle keine Luft in das Venenlumen eindringt. Man muß daher den an die Kanüle angeschlossenen Irrigator zuerst tief halten und sogleich Flüssigkeit auslaufen lassen. Im allgemeinen werden 300—500 ccm verabfolgt; es ist selbstverständlich, daß nur frische sterile Lösungen verwendet werden. — Eine Anzeige für die intravenöse Infusion, die sich naturgemäß viel wirksamer gestaltet als die subkutane, ist gegeben bei schweren Blutverlusten, Kreislaufkollaps, Flüssigkeitsverarmung, postoperativer Herzstörung, nach schweren Träumen.

Neben der intravenösen Infusion haben sich solche mit langsamer Zufuhr bewährt, und zwar besonders in Form des *rektalen Dauertropfeinlaufs* (s. Abb. 4). Durch diesen können infolge des Aufsaugevermögens des Dickdarms dem Körper Flüssigkeiten in großer Menge verabfolgt werden (physiologische Kochsalzlösung, Traubenzucker, Dextrin). Das Verfahren ist einfach: in einen Irrigatorschlauch wird eine Tropfkugel eingeschaltet, und die Tropfenfolge wird durch eine darüber befindliche Schlauchklemme reguliert.

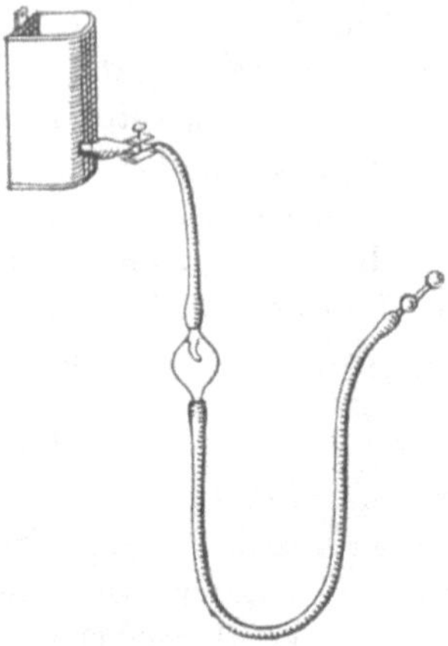

Abb. 4.
Rektale Dauertropfinfusion.

Für die Entscheidung, ob eine dringliche Operation angezeigt ist, ist vielfach die *Probepunktion* unerläßlich. Diese diagnostische Maßnahme bezweckt die Feststellung, ob an einer Körperstelle eine Flüssigkeitsansammlung besteht, und gegebenenfalls welcher Natur diese ist (Blut, Serum, Eiter, Harn usw.). Ferner ermöglicht sie uns, das gewonnene Punktat bakteriologisch, zytologisch und chemisch zu untersuchen. — Selbstverständlich darf eine Probepunktion nur unter den üblichen aseptischen Maßnahmen vorgenommen werden. Es empfiehlt sich, zwei Rekordspritzen (10 oder 20 ccm) vorzubereiten, sowie mehrere verschieden lange Kanülen, die genügende Weite besitzen, und von deren Durchgängigkeit man sich durch Ansaugen von steriler Kochsalzlösung überzeugt hat. Zum Auffangen der Flüssigkeit hält man ein steriles Schälchen und ein Reagenzglas bereit. Der Operateur bedient sich steriler Gummihandschuhe.

Technische Schwierigkeiten bestehen im allgemeinen kaum. Für die Anästhesie genügt es meist, die Stelle des Einstichs mit Chloraethylspray zu vereisen. Die Kanüle wird mit der aufgesetzten Spritze senkrecht in die Tiefe geführt; an dem Aufhören des Widerstandes und an der freien Beweglichkeit erkennt man, daß die Kanüle sich im Innern der Flüssigkeitsansammlung befindet.

Von großer praktischer Wichtigkeit ist *therapeutische Punktion* zur Durchführung einer Flüssigkeitsentleerung. Bei heißen Abszessen kommt eine Punktion nur selten in Betracht, wenn es sich nämlich um eine blande Infektion handelt. Sonst ist die breite Spaltung die einzig zuverlässige Methode. Dagegen hat die Punktion ein wichtiges Anwendungsgebiet bei der Behandlung des sog. *kalten (tuberkulösen) Abszesses.* — Hier darf niemals inzidiert werden wegen der Gefahr einer Fistelbildung sowie Sekundärinfektion. Diese Abszesse gehen entweder von Drüsen aus oder in Form der sog. Senkungsabszesse bei einem Erkrankungsherd an der Wirbelsäule. Die Entstehung im Unterhautzellgewebe ist dagegen äußerst selten. Differentialdiagnostisch kommt Lipom in Betracht wegen des irreleitenden Gefühls der Fluktuation. — Die Behandlung des kalten Abszesses hat naturgemäß nur bedingten Wert, wenn der Primärherd zurückbleibt; erfahrungsgemäß ist aber die Möglichkeit der Heilung gegeben, wenn Punktion und Auswaschung der Abszeßhöhle sachgemäß durchgeführt werden.

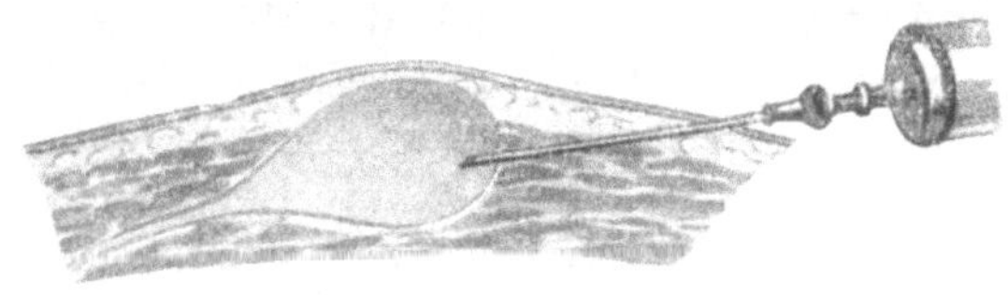

Abb. 5. Punktion eines kalten Abszesses

Außerdem ist die Entleerung durch Punktion häufig dringlich, um einem Spontandurchbruch vorzubeugen. Man verwendet einen dicken Trokar, weil im tuberkulösen Eiter sich dickrahmige Gewebsbröckel befinden. Es ist nun Grundsatz, den Stichkanal so anzulegen, daß er nach Anästhesie außerhalb der Abszesshöhle beginnt und in schräger Richtung subkutan in diese vorgeschoben wird; dadurch wird erreicht, daß die Wandungen nach erfolgter Punktion zusammenfallen und ausheilen können, und somit die Bildung einer Tbc-Fistel vermieden wird (s. Abb. 5). Zur Vermeidung einer Mischinfektion ist streng aseptisches Vorgehen erforderlich. — Nach Entleerung wird durch den Trokar 10 %ige Jodoformglyzerinlösung injiziert; das Jodoform, das durch die Abszessmembran keine Vergiftungserscheinungen auslösen kann, erzeugt eine aseptische Entzündung, die heilungsfördernd wirkt. In der Regel muß

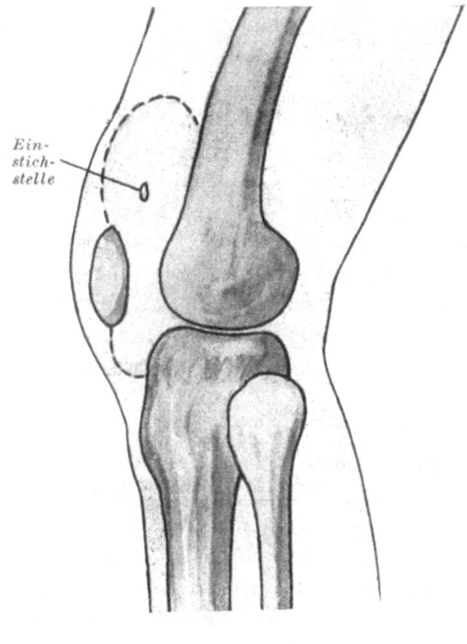

Abb. 6.
Punktion eines Kniegelenkergusses.

diese Einspritzung mehrmals wiederholt werden. — Ist es zu einer Mischinfektion gekommen, muß inzidiert und wie beim heißen Abszeß nachbehandelt werden.

Punktion frischer Blutergüsse ist in der Praxis häufig angezeigt; ihre rechtzeitige Vornahme ist meist das beste Mittel, um den Heilverlauf zu beschleunigen. Als Beispiel sei die *Kniegelenkspunktion* erwähnt (Abb. 6). Es ist bekannt, daß die Synovialmembran eine geringe Aufsaugungsfähigkeit besitzt, und ein längere Zeit bestehender Bluterguß kann schon wegen der Kapselerschlaffung eine funktionelle Störung zur Folge haben. Für den Nachweis eines Gelenkergusses ist wesentlich, daß die Kniescheibe von der Unterlage abgehoben ist. Es empfiehlt sich daher, von der Entleerung des Blutergusses häufiger Gebrauch zu machen, als es tatsächlich in der Allgemeinpraxis geschieht.

Ebenso wird bei *serösem Gelenkerguß* eine Entlastungspunktion vorgenommen. Es bietet sich dann auch die Möglichkeit der mikroskopischen und bakteriologischen Untersuchung des Punktates. Bei infektiösem Erguß wird durch die Punktion die Drucksteigerung beseitigt; außerdem läßt sich eine Auswaschung der Gelenkhöhle anschließen (3%ige Karbolsäurelösung, 2%ige Sagrotanlösung). Aus diagnostischen Gründen ist eine Probepunktion angezeigt, wenn durch äußere Untersuchung die Feststellung einer Flüssigkeitsansammlung mit Sicherheit nicht möglich ist. Die Technik ist einfach: Unter Wahrung strengster Asepsis wird im Rausch mit einer weiten Kanüle von oben außen in den oberen Rezessus eingestochen, wobei man deutlich fühlt, wenn die Spitze im Hohlraum liegt. Eine plötzliche Unterbrechung des Flüssigkeitsstromes wird durch Vorlegen von Synovialfalten vor die Öffnung hervorgerufen. Es ist dann ratsam, die Kanülenspitze in die Richtung unter den oberen Patellarrand zu führen. Nach der Punktion sind immer Druckverband und einige Tage Bettruhe angezeigt.

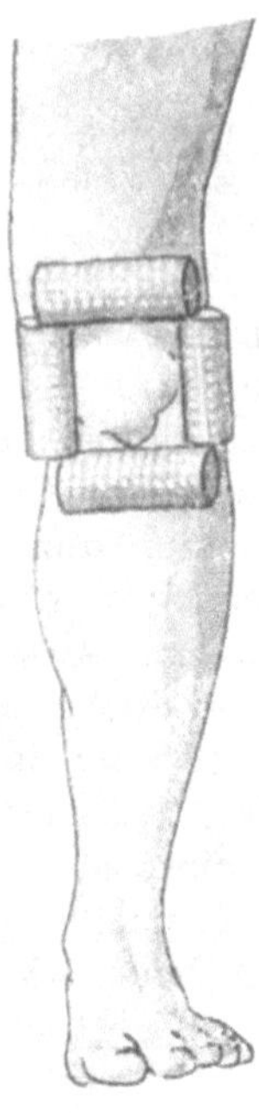

Abb. 7. Druckverband nach Gelenkpunktion.

Der Druckverband wird zweckmäßig so angelegt, daß 4 Gazerollen von 10—15 cmLänge an allen Rändern der Kniescheibe angelegt werden, die durch eine Idealbinde fest auf der Unterlage angewikkelt werden; im allgemeinen wird dieser Verband 2—3 Tage belassen (Abb. 7). Differentialdiagnostisch ist der häufig vorkommende *Erguß der Bursa praepatellaris* abzugrenzen, der eine typische Lokalisation aufweist und scharf umschrieben ist. Bei akutem serösen oder Bluterguß wird Punktion mit starker Kanüle vorgenommen, bei Vereiterung Inzision mit Schnittführung unten außen an der Patella und Drainage.

Die *Punktion der Pleurahöhle* kommt diagnostisch und therapeutisch hauptsächlich in Frage, wenn es sich um einen akuten serösen oder eitrigen Erguß handelt. Die häufigste Form des *Pleuraempyems* ist das *metapneumonische*, im Anschluß an abgeklungene Pneumonie und das *parapneumonische*, das schon zu Beginn einer Broncho-Pneumonie (meist Streptokokken) auftritt. Bei diesem muß jeder größere Eingriff, solange die Infektion besteht, vermieden werden. — Bei einem Haemopneumothorax im Anschluß an Brustkorb- und Lungenverletzung ist eine Punktion meist an die Voraussetzung geknüpft, daß 48 Stunden seit dem Unfall vergangen sind. Ein Empyem entwickelt sich meist erst lange Zeit nach der Verletzung. Zu diagnostischen Zwecken wird die geschlossene Punktion, und zur Entlastung die Aspiration oder Heberdrainage nach Bülau vorgenommen. Der Eingriff erfolgt in sitzender Stellung des Patienten mit nach vorn gebeugtem Oberkörper, die Ellbogen auf die Kniee gestützt. Hierbei werden die Zwischenrippenräume am stärksten geweitet. Bei vorderer oder seitlicher Lokalisation des Ergusses verwendet man Rücken- oder Seitenlage. Die *Punktionsstelle* richtet sich nach der unteren Grenze der Dämpfung. Handelt es sich um einen totalen Erguß, so wählt man in der Regel den 7.—9. Zwischenwirbelraum in der unteren Axillarlinie. Es muß stets am *oberen Rande der Rippe* eingegangen werden zur Vermeidung einer Verletzung der Intercostalarterie, die sich schwer auswirken kann. Unter örtlicher Betäubung wird die weite Punktionskanüle oder der Trokar unter drehender Bewegung mit einem Ruck eingestoßen; nach Entfernung des Mandrins tropft bei richtiger Einführung die Flüssigkeit ab. Die Entleerung muß langsam erfolgen; Absaugung mit einer Spritze

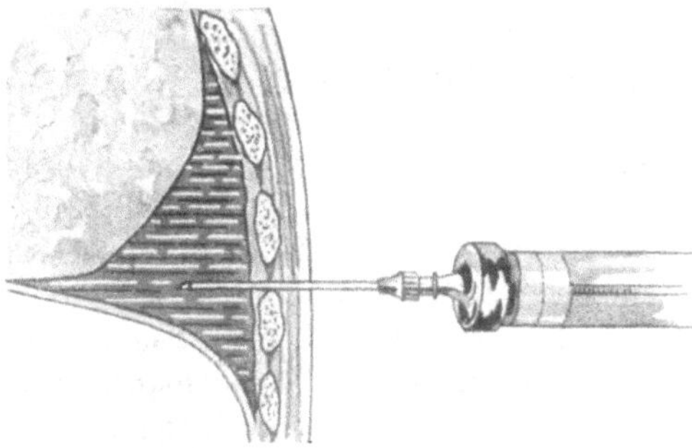

Abb. 8. Punktion der Pleurahöhle.

ist nur notfalls vorzunehmen. Der Puls ist dabei genau zu kontrollieren, und bei Anzeichen eines drohenden Kollapses ist der Eingriff sofort abzubrechen. Tritt nach Einführung der Kanüle keine Flüssigkeit heraus, so muß diese vorsichtig weiter vorgeschoben werden. Blutaustritt zeigt an, daß die Kanüle in das Lungengewebe eingedrungen ist; diese muß dann vorsichtig vorgezogen werden. Wenn die Entleerung plötzlich abbricht, so spricht das für eine Verlegung durch Membran oder Lungengewebe, die Kanüle wird alsdann vorgezogen oder der Mandrin eingeführt, um sie freizumachen. In einer Sitzung soll nicht mehr als 1 bis 1½ Liter Flüssigkeit abgelassen werden (Abb. 8).

Die Entleerungsbehandlung eines Pleuraempyem durch Punktion hat den Nachteil, daß die Lungenerkrankung ungünstig beeinflußt wird, und daß durch Verstopfung der Kanüle der Eiterabfluß gehemmt werden kann; auch kommt bei häufigen Punktionen die Gefahr eines Luftzutritts in den Pleuraraum hinzu. Deshalb steht jetzt an erster Stelle die *geschlossene Dauerdrainage* nach Bülau. Hierbei handelt es sich um eine kombinerte Saug- und Druckwirkung. Diese Methode hat eine weite Verbreitung gefunden, sodaß die Indikation zur Thorakotomie (Rippenresektion) eingeengt wurde. Es wird unter Lokalanästhesie im 5. und 6. Intercostalraum und in Höhe der vorderen Axillarlinie ein Einschnitt durch Haut und Fascie vorgenommen und hier ein Trokar von 6—10 mm Lichtung eingeführt; nach Zurückziehen des Mandrin wird ein steriler mit Quetschhahn provisorisch verschlossener NÉLATON-Katheter in die Trokarhülse vorgeschoben. Danach wird an den Katheter mittels Glasrohrs ein Gummischlauch angeschlossen, der am unteren Ende mit Bleigewicht beschwert ist und in ein Gefäß mit antiseptischer Flüssigkeit hineintaucht. Nach Entfernung des Quetschhahns beginnt die Saugung, und der Eiter entleert sich in langsamer Folge. Für den zweckmäßigen Ablauf ist sichere Befestigung des Schlauches Voraussetzung, damit er auch bei Lagewechsel nicht hineingleitet. Als nachteilig wird häufig Verstopfung durch Fibringerinnsel festgestellt, sodaß angesaugt oder mit antiseptischer Lösung durchgespült werden muß. Das Gummirohr muß bisweilen auch durch ein dickeres ersetzt werden. Beim metapneumonischen Empyem und bei der bei kleinen Kindern im Anschluß an Infektionskrankheiten auftretenden Form, besteht meist ein fibrinreicher Erguß und frühzeitige Schwartenbildung; die geringe Saugkraft des Hebers genügt nicht für die Ausdehnung der Lunge. Hier ist im allgemeinen erst nach 2 Wochen die Rippenresektion das Verfahren der Wahl, während sie beim Frühempyem abzulehnen ist (s. S. 65 Abb. 24 a-c).

Die *Aszites-Funktion* gehört als Palliativmaßnahme zum Aufgabenkreis des praktischen Arztes, wenn zunehmende Atemnot durch Verdrängungserscheinungen besteht. Die Ansammlung seröser Flüssigkeit in der Bauchhöhle ohne entzündliche Vorgänge hat verschiedene Ursachen: Leberzirrhose, Bauchfelltuberkulose, bösartige Geschwülste, schwere Herzerkrankungen, thrombotischer Pfortaderverschluß. Die klinischen Erscheinungen sind charakteristisch: seitliche Verbreiterung des Abdomens bei Rückenlage mit Abflachung der Nabelgegend, Dämpfung besonders über den seitlichen Partien, Fluktuation bei Erschütterung der gegenüberliegenden Wand. Da nur bei starkem Aszites punktiert wird, so ist eine Verletzung des Darms nicht zu befürchten, wenn die Punktionsstelle genau in den Bereich der stärksten Dämpfung gelegt wird. Bei halbsitzender Stellung des Patienten wählt man die untere Bauchgegend, weil hier die Hauptmenge des Transsudats sich ansammelt, und der Darm zurückgedrängt wird. Um eine Verletzung der A.epigastrica inf. zu vermeiden, wird der Einstich über der Mitte der Verbindungslinie zwischen Nabel und vorderem oberen Darmbeinstachel vorgenommen. Besteht der Verdacht auf Lebervergrößerung, so ist es zweckmäßig, den Eingriff auf der linken Seite vorzunehmen. Der Punktion hat selbstverständlich eine Blasenentleerung vorauszugehen. Als Instrument wird ein 3—4 mm starker Trokar verwendet, dessen Griff mit der Hand fest zu umschließen ist, so daß ein Zurückweichen des Mandrins bei der Einführung verhindert wird; die Kuppe des Zeigefingers begrenzt die Länge des Einstichs. Nach örtlicher Betäubung der Einstichstelle und Anlegen einer kleinen Hautinzision wird der Trokar durch die Bauchdecken eingeführt. Nach Entfernung des Mandrins entleert sich die Flüssigkeit durch einen am Instrument angeschlossenen Gummischlauch. Man achte sorgfältig darauf, daß die Entleerung langsam vor sich geht, etwa 1 Liter in 5 Minuten; dadurch wird die Gefahr einer Kreislaufstörung vermieden. Sobald der Strahl in Tropfenfolge übergeht, ist das Instrument mit einem Ruck zurückzuziehen und ein steriler Verband anzulegen. Es empfiehlt sich, den Bauch vorübergehend mit breiter Idealbinde zu bandagieren, um eine Änderung der Druckverhältnisse anzugleichen. Serumaustritt aus der Punktionsstelle in den ersten Tagen ist kein bedrohlicher Zwischenfall, vorausgesetzt, daß bei den notwendigen Verbandswechseln streng aseptisch verfahren wird zur Vermeidung einer Infektion des Exsudats. Die Neubildung des Aszites sucht man durch Diuretika aufzuhalten.

Von den praktisch wichtigen Methoden der Blutentziehung hat der *Aderlaß* viel von seiner früheren Bedeutung eingebüßt, und zwar zu Unrecht. Bei Hypertonie, zur Verhütung postoperativer Komplikationen, ferner bei manchen Infektionen, Urämie, Eklampsie, auch bei Pneumonie kann diese altbewährte Methode durch Druckentlastung des Herzens und Entfernung von aufgespeicherten toxischen Substanzen lebensrettend wirken. Die Vornahme muß in liegender Stellung des Kranken erfolgen; denn es kann dabei zu schweren Ohnmachten kommen. Man verwendet Nadeln mit etwas stärkerem Lumen; am besten eignet sich eine flach abgeschliffene STRAUSS'sche Nadel (s. Abb. 9). Bei gebotener Eile kann die Ausführung auch durch Aufschlitzen der Venenwand mit dem Messer erfolgen. Nach Anlegung einer Staubinde am Oberarm wird die Nadel, an die ein Gummirohr angesetzt ist, in die gestaute, zwischen Daumen und Zeigefinger der linken Hand fixierte Cubitalvene eingestochen und das herausfließende Blut in ein Gefäß geleitet. Durch Öffnen und Schließen der Hand kann man das Ausströmen des Blutes beschleunigen. Es empfiehlt sich, etwa 200 bis 500 ccm Blut abzulassen. Das Lösen der Staubinde erfolgt kurz vor Beendigung des Aderlasses; danach wird der Arm erhoben. Meist steht alsdann die Blutung, sonst wird ein komprimierender Verband angelegt. Nach dem Aderlaß soll für einen Tag Bettruhe durchgeführt werden.

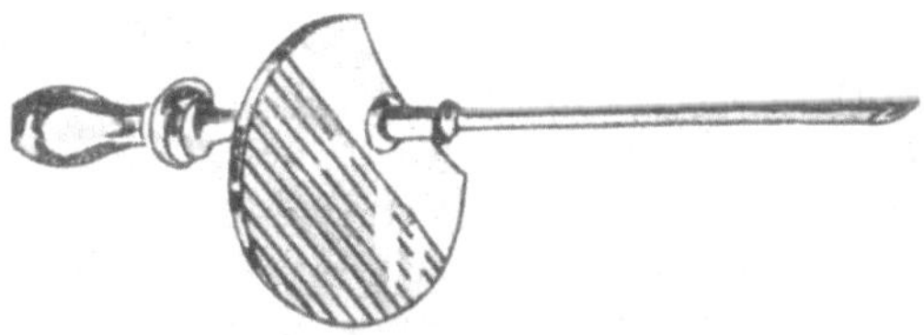

Abb. 9. STRAUSS'sche Kanüle.

d) Abwendung der Operationsgefahr

Das Operationsrisiko ist auch trotz der vervollkommneten Untersuchungsmethoden nur annähernd zu bestimmen. Das Operationstrauma stellt eine Belastung des Kreislaufs, der Atmung, des Stoffwechsels und des hämopoetischen Systems dar. Der gleiche Eingriff, der von den meisten Menschen ohne Nachteil vertragen wird, kann bei Komplikation mit Herzfehler, Fettsucht, Lebererkrankung oder Diabetes eine schwere Gefahr bedeuten. Hoher Blutdruck erhöht das Risiko. Es ergibt sich daraus für den Arzt die Folgerung, bei jeder Anzeigestellung zu einer Operation nicht den örtlichen Krankheitszustand, sondern die gesamte körperliche Beschaffenheit des Kranken in Betracht zu ziehen.

Es entspricht der chirurgischen Erfahrung, daß Frauen operative Eingriffe, insbesondere Laparotomien, besser vertragen als Männer. Magere, schlanke Menschen vertragen Operationen besser als fette, schwammige, und Astheniker besser als Pykniker.

In vielen Fällen haben wir die Möglichkeit, eine Herabsetzung des Operationsrisikos durch geeignete Vor- und Nachbehandlung zu erreichen. Bei der Beurteilung von Operationsgefahren stehen *Herz* und *Gefäßsystem* im Vordergrund. Bei Herzmuskelerkrankungen ist vor dringlichen Operationen intravenöse Darreichung von Strophantin in Verbindung mit 20—40%igem Traubenzucker zu empfehlen. Als vorzügliches Mittel zur Kräftigung vor und nach der Operation ist auch die Bluttransfusion erprobt. Diese ist angezeigt bei Kranken, die durch akute oder chronische Blutverluste geschwächt sind. Hoher Blutdruck ist im allgemeinen keine Gegenanzeige; jedoch empfiehlt es sich hierbei, Aethernarkose zu vermeiden und möglichst durch Lumbalanästhesie zu ersetzen. — Mit Herz- und Kreislauf steht in naher Beziehung der *Harnapparat*, so daß die Bewertung seiner operativen Belastungsfähigkeit auch vor Notoperationen erforderlich ist. Bei akuter Nephritis ist Allgemeinnarkose möglichst zu vermeiden. Bei infektiösen Erkrankungen der Harnorgane sucht man durch Darreichung von Harndesinfektionsmitteln (Urotropin, Cibazol) prophylaktisch zu wirken. Bei *Diabetes* muß auf Ausscheidung von Azeton und Azetessigsäure nachgeforscht werden. Gegen die Gefahr eines Komas bei dringlichen Eingriffen wird Verabfolgung von 50 ccm 20%iger Traubenzuckerlösung mit 30%igem Insulin intravenös empfohlen.

Der *Operationskollaps*, der seine Ursache in einer peripheren Gefäßlähmung hat, tritt bisweilen während oder nach einer Operation ein, sowie auch, wenn nach schweren Traumen ein dringlicher Eingriff notwendig ist. Bei den ersten Anzeichen müssen Mittel zur Kreislaufanregung verabfolgt werden (Coffein, Cardiazol, Coramin, Hexeton; für Kampfer empfiehlt sich die intramuskuläre Darreichung von 5 bis 10 ccm Ol.camphor.). Von den peripheren Gefäßmitteln bewährt sich Ephedrin und Ephetonin. Auch Sympatol zeigt gute Wirkung bei Kollapszuständen, am besten intravenös 0,06. Erheblicher Blutverlust wirkt kollapsfördernd; Prophylaxe ist daher sorgfältige Blutstillung beim Operieren, ferner Beckenhochlagerung zur Erleichterung der Herztätigkeit, Zuführung des Blutes aus den Gliedmaßengefäßen durch Auswickelung, Anregung der Atmung durch Lobelin und Kohlensäure. Das beste und günstigste Mittel, um die Blutmenge zu steigern, ist die Bluttransfusion.

Postoperative Lungenkomplikationen treten nach allgemeiner ebenso wie örtlicher Betäubung auf. Pneumonien werden am häufigsten beobachtet nach Laparotomien im Oberbauch. Die wichtigste Vorbeugung ist der Schutz gegen Erkältung. Der Patient darf nicht unnötig kühler Luft ausgesetzt werden. Baden erfolgt besser am Tage zuvor. Der Transport über den Korridor muß geschützt erfolgen, besonders nach der Operation. Der Wert der Atemgymnastik wird vielfach noch nicht genügend gewürdigt. Als Prophylaktikum bewährt sich ferner Transpulmin, das sowohl eine expektorierende als auch durch seinen Kampfergehalt anregende Wirkung auf den Kreislauf hat. Ebenso wirkt Solvochin, eine Kombination von Chinin und Phenacetin; prophylaktische Voraussetzung ist, daß beide Mittel in hohen Dosen intramuskulär gegeben werden. Bei bestehender Lungenkomplikation wendet man Brustumschlag und Inhalieren an. Bei trockenem Husten wird der Reiz bekämpft durch Acedicon, Paracodin oder Dicodid-Tabletten. Die Hauptsache ist auch hier wieder eine wirksame Kreislaufbehandlung.

Zu den ernstesten postoperativen Zwischenfällen sind die *Thrombose* und *Embolie* zu rechnen. Den Ausgangspunkt bilden in der überwiegenden Mehrzahl die Gefäße des Beines und Beckens (V.femoralis und iliaca). Die Häufigkeit nimmt mit höherem Alter zu. Es ist auch bekannt, daß Krampfadern die Disposition erhöhen; in diesen Fällen wendet man zur Vorbeugung elastische Wickelung, am besten mit Zinkleimverbänden an, und zwar sowohl vor als auch nach der Operation. Außerdem werden Chinin- und Organpräparate empfohlen, Sympatol sowie die Anwendung von Blutegeln (2—3 jeden 2. Tag). Zur Hebung der Zirkulation im Venensystem werden frühzeitig aktive Bewegungen der Beine durchgeführt, besondere Übung der Wadenmuskulatur sowie Fußrollen und Treten des Fußes gegen eine feste Rolle. Auch durch Hochstellen des Bettendes für einige Tage wird der Rückfluß des Blutes aus den großen Beinvenen gefördert. Atemübungen haben auch hierbei prophylaktische Bedeutung; die Wirkung wird gesteigert durch Beginn vor der Operation, Inhalation und Darreichung von Expektorantien. Reichliche Flüssigkeitszufuhr (Trinken, Tropfeinlauf, Ringer-Lösung) wird vielfach gerühmt.

Hinsichtlich der medikamentösen Prophylaxe geht die Auffassung der meisten Autoren dahin, daß Herzmittel nur bei vorliegender Indikation zu verabreichen sind. Der größte Wert liegt zweifellos in der operationstechnischen Prophylaxe: exakte Blutstillung, peinliche Asepsis, größte Gewebsschonung.

Als Vorboten für Eintritt einer Thrombose sind Druckschmerzen in Waden- und Kniegegend zu bewerten. Dann sind die Bewegungsübungen einzustellen, und das Bein wird auf Volkmann'scher Schiene gelagert. Bei eingetretener Thrombose wird durch Behandlung mit Blutegeln eine Besserung erreicht. Feste Kompressionsverbände (Zinkleimverbände) sind empfehlenswert.

Die *postoperative Embolie* tritt meist akut ein mit Brustschmerz, Atemnot, Hustenreiz, in schweren Fällen Kollaps, Schweißausbruch, Todesangst; Blutbeimengung im Sputum ist Zeichen für Lungeninfarkt. Absolute Ruhigstellung des Patienten ist die wichtigste Maßnahme, für die Dauer von 4 bis 6 Wochen. Von der Anwendung von Exzitantien ist im allgemeinen abzuraten; dagegen ist bei Lungenembolie sogleich Morphium anzuwenden, sowie Sauerstoff und Eupaverin zur Beseitigung der Gefäßspasmen.

Von *postoperativen Komplikationen* hat große praktische Bedeutung der *Dekubitus*, und die Vorbeugung muß vom ersten Tage an einsetzen und ärztlich überwacht werden. Für die Entstehung der Nekrose spielt die Druckwirkung eine wesentliche Rolle, zumal bei herabgesetzter Lebensenergie der Zellen; es kommen auch toxische Einflüsse hinzu. Eine Disposition für Dekubitus besteht ferner bei septischen und solchen Kranken, die Urin und Stuhl unter sich lassen. Die Verhütungsmaßnahmen betreffen Lagerung und Hautpflege und sind bei Erkrankungen des Zentralnervensystems in erhöhtem Maße durchzuführen, weil hier durch den Hautdruck keine Schmerzempfindung ausgelöst wird.

Am häufigsten betroffen sind Kreuzbein-, Fersen-, Schultergegend sowie diejenigen Körperstellen, an denen Knochenvorsprünge nahe unter der Haut liegen. Nach v. Winiwarter unterscheidet man 3 Formen: die entzündliche bei Infektionskrankheiten, Intoxikationen, Marasmus; die akute (neurotische) bei Gehirn- und Rückenmarkserkrankung, die durch plötzliches Auftreten ausgedehnter Gangrän gekennzeichnet ist; ferner den traumatischen Dekubitus durch Druck oder Reibung sowie Abschnürungen bei sonst gesunden Menschen. — Im allgemeinen besteht eine lange Heilungsdauer und dadurch bedingte Bettlägerigkeit sowie erhebliche Infektionsgefahr.

Prophylaxe: Die gleichmäßige und glatte Lage des Bettlakens ist ebenso wichtig wie die Polsterung. Am besten ist das Wasserkissen geeignet, das nicht zu stark gefüllt sein soll. Luftringe sind ausreichend, um den örtlichen Druck am Gesäß auszuschalten. Neben der peinlichsten Sauberkeit des Kranken besteht die Aufgabe, zur Abhärtung der Haut und Anregung ihrer Durchblutung täglich Einreibungen mit Kampferspiritus oder Franzbranntwein vorzunehmen, anschließend Einpudern. Sobald sich gerötete Hautbezirke zeigen, sind Salbenlappen aufzulegen. Bei Temperatursteigerung, die nicht durch eine Störung des Operationsverlaufs erklärbar ist, muß immer an Wundliegen gedacht werden.

Die *Behandlung* besteht in Anwendung von Kamillenumschlägen, Borwasser und nach Abstoßung der Nekrose Salben- oder Puderverbänden. Die Wundbehandlung ist mit Bäderanwendung zu kombinieren. Bei Ausbildung eines *Dekubitalgeschwürs* ist frühzeitig operativ vorzugehen. Die Muskulatur ist bekanntlich in größerer Ausdehnung nekrotisch als die darüberliegende Haut (Abb. 10); diese muß daher bis zum Rande des nekrotischen Bezirks gespalten werden, und die Gewebsfetzen werden mit der Schere entfernt. — Eine Dekubitalphlegmone stellt eine ernste, nicht selten lebensbedrohliche Komplikation dar.

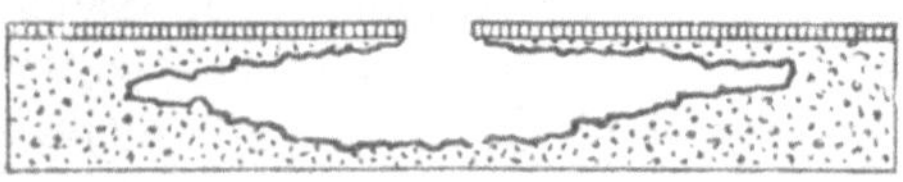

Abb. 10. Dekubitalgeschwür.

Eine weitere Gefährdung stellt die *postoperative Parotitis* dar, die im jugendlichen Alter selten auftritt; das weibliche Geschlecht ist häufiger ergriffen. Sie beginnt meist in den ersten Tagen nach der Operation und geht aus in Rückbildung oder Abszedierung. Das Auftreten wird begünstigt durch schlechten Zustand der Zähne und Verminderung des Speichelflusses, was die Ansammlung von Bakterien begünstigt. Deshalb ergibt sich prophylaktisch die Notwendigkeit der Mundpflege, besonders vor Bauchoperationen, sowie Anregung der Speichelsekretion (Flüssigkeitszufuhr). — Häufig führt konservative Behandlung zum Ziele (schmerzstillende Mittel, trockene oder feuchte Umschläge, Wärmeanwendung, Röntgenbestrahlung). Die eingetretene Abszedierung ist schwer festzustellen, weil die Drüse in die derbe Fascia masseterica eingehüllt und dadurch Fluktuation nicht wahrnehmbar ist. Man soll daher bei längerem Bestehen der Schwellung eine Probepunktion vornehmen, um der Gefahr eines Durchbruches von Eiter in den Gehörgang zu begegnen. Die operative Behandlung besteht in kleinen Stichinzisionen, die am besten hinter dem Ohrläppchen parallel zum Facialisverlauf angelegt werden. Bei der Inzision von außen besteht die Gefahr des Zurückbleibens einer Parotisfistel.

3. Wundbehandlung

a) Blutstillung und Blutersatz

Die sachgemäße Blutstillung ist die wichtigste Aufgabe der Wundbehandlung und stellt in der allgemeinen Praxis diejenige dringliche Maßnahme dar, die am häufigsten unerwartet und zu jeder Zeit an den Arzt herantritt. Fälle von Verblutungstod sind selten geworden infolge der Ausbildung von Laienhelfern und -helferinnen, die bei Unfällen eine gefahrbringende Blutung zu bekämpfen gelernt haben. Dem Arzt liegt es ob, die provisorische Blutstillung nach chirurgischen Grundsätzen durch eine endgültige zu ersetzen. Es ist bekannt, daß es zum *Selbstaufhören einer Blutung* kommen kann, auch wenn Gefäße größeren Kalibers betroffen sind. Dieser natürliche Heilungsvorgang hat seine Ursache in der Kontraktion der Gefäßmuskulatur, der Einrollung der verletzten Intima und in der Thrombosebildung an der Verletzungsstelle des Gefäßrohres. Selbstverständlich darf man sich auf diesen Vorgang nicht verlassen, weil die Gefahr besteht, daß die Blutung, besonders beim Transport eines Verletzten, wieder eintreten kann.

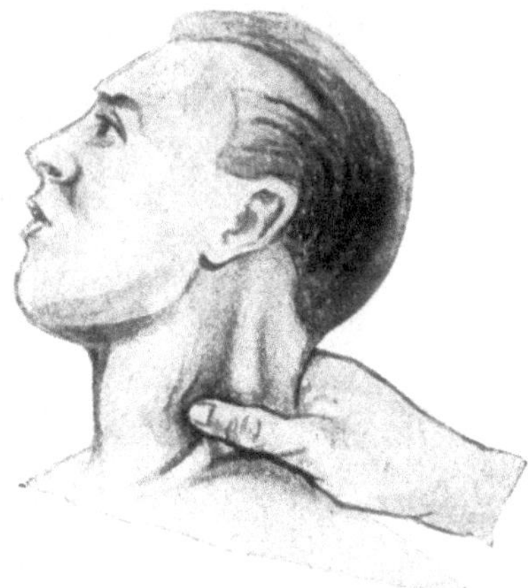

Abb. 11.
Abdrücken der Halsschlagader.

Eine *kapilläre Blutung* mit ihrem langsamen Blutstrom steht gewöhnlich auf einfache Kompression, die durch einen Verband mit sterilem Material und mäßiges Anziehen der Binde ausgeübt wird. Bei *venösen Blutungen* bedarf es eines stärkeren Druckverbandes, unterstützt durch Hochlagerung des verletzten Gliedabschnittes. Kommt es zu einem Durchbluten des Verbandes, so braucht er nicht erneuert zu werden, zumal bekanntlich durchbluteter Mull ein gutes Blutstillungsmittel ist. Es genügt vielmehr, durch Auflage von Zellstoff den Verband zu verstärken. Bei stärkerer Blutung ist es jedoch immer erforderlich, das Wundgebiet durch Einlegen von Wundhaken freizulegen und nach Entfernung der Blutgerinnsel auf Blutaustrittsstellen zu untersuchen.

Bei *Verletzung größerer Gefäße*, insbesondere von *Arterien*, bei denen man mit der örtlichen Kompression nicht auskommt, hilft man sich zunächst durch *provisorische Blutstillung*. Diese erfolgt durch Daumen- oder Fingerdruck auf die Arterie zwischen Wunde und Herz, wodurch der Blutstrom vorübergehend unterbrochen ist. Die beigefügten Abbildungen 11—13 zeigen die Technik, wobei es sich darum handelt, das Gefäßrohr gegen den darunter liegenden Knochen zu drücken. Der *Ort der Wahl* findet sich an der Innenseite des Oberarmes, etwa in der Mitte am inneren Bicepsrand, an der Vorderseite des Oberschenkels dicht unter dem Leistenband, am Hals am inneren Rand des Kopfnickers in Höhe des Kehlkopfes. Diese durch eine Hilfsperson ausgeführte Gefäßkompression ist meist ausreichend, um den Arzt in die Lage zu versetzen, die endgültige Blutstillung vorzunehmen. Für einen notwendigen Transport oder bei längerer Dauer der Blutstillung bedienen wir uns der *Schlauch-Abbindung* (im Bedarfsfall genügt ein elastischer Gurt, Hosenträger, auch Tuch oder Binde). Hierdurch wird eine *künstliche Blutleere* erzeugt, die zwar segensreich ist, aber nur auf bestimmte Fälle beschränkt bleiben soll; denn die Methode birgt auch Gefahrenquellen in sich. Da aber auffallenderweise bei der Ausbildung der Nothelfer gerade auf die Abschnürung zwecks provisorischer Blutstillung ganz besonderer Wert gelegt wird, so ist ein Hinweis auf die Gefahren bei unnötiger und fehlerhafter Anwendung durchaus am Platze. Abgesehen davon, daß die Abschnürung niemals länger als zwei Stunden erfolgen darf, beobachtet man oft, daß durch zu festes Anziehen der Binde die arterielle Blutzufuhr unterbrochen wird; bei zu losem Anziehen wird wohl die abführende Vene gedrosselt, aber nicht die zuführende Arterie, und die Blutung wird dadurch heftiger. Nervenlähmungen beruhen fast immer auf Fehlern der Anlegung. Besonders ist noch hervorzuheben, daß dem Verletzten heftige und unnötige Schmerzen verursacht werden können.

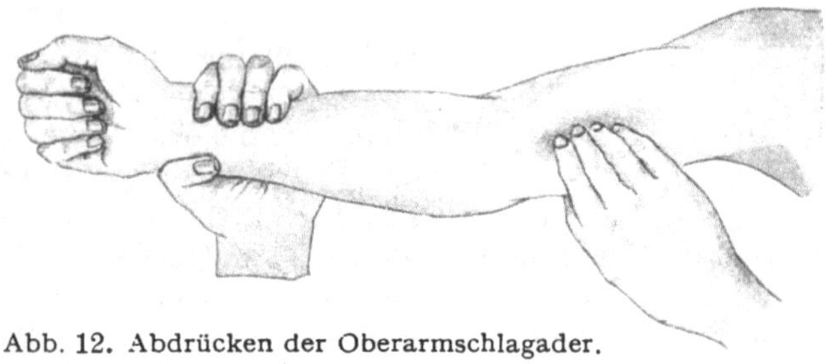

Abb. 12. Abdrücken der Oberarmschlagader.

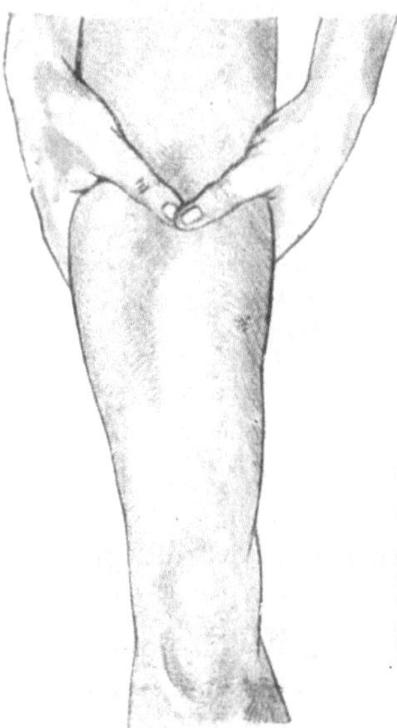

Abb. 13. Abdrücken der Beinschlagader.

Im allgemeinen ist Druckverband und Erhebung des Gliedes zur vorläufigen Blutstillung ausreichend. Kommt die Blutung nicht zum Stillstand, so kann man noch den Versuch machen, die Extremität in extremer Beugestellung zu fixieren (Hyperflexion des Hüft-, Knie- oder Ellenbogengelenks). Die Arteria subclavia läßt sich durch Ziehen des Armes nach hinten und innen komprimieren. Umschnürung der Extremität ist nur selten am Platze.

Das einfachste und sicherste Verfahren der Blutstillung ist die *Unterbindung* unter Kontrolle des Auges. Sachgemäße Anlegung einer Gefäßklemme und Sicherheit im Knoten sind die Grundpfeiler ärztlicher Wundversorgung. Die Möglichkeit, auch größere Gefäße ohne Nachteil zu unterbinden, ergibt sich daraus, daß die Ernährung durch Kollateralen gesichert ist. Durch die Ligatur wird einmal das Gefäßrohr verschlossen; dann wird durch den zusammengezogenen Faden die Intima geschädigt und so Blutgerinnung ausgelöst. Hierdurch wird der organische Verschluß des Gefäßlumens herbeigeführt.

Sichere Beherrschung der Unterbindungstechnik ist Voraussetzung für erfolgreiche wundärztliche Tätigkeit.

Die Fixierung des Gefässes, um das man den Katgut- oder Seidenfaden schlingen will, erfolgt mit einer Gefäßklemme, von denen verschiedene Formen im Handel sind. Es empfiehlt sich, verschiedene Größen, gezahnte und ungezahnte bereitzuhalten; die kleinste, sog. Moskitoklemme, ist beim Fassen von Gefäßen kleinen Kalibers unentbehrlich. Das verletzte Gefäß soll isoliert gefaßt werden, und der zuschnürende Faden kommt senkrecht auf die Richtung desselben zu liegen. Die Stärke des Fadens muß sich der Gefäßdicke anpassen; die Zugfestigkeit der Fäden ist vorher zu prüfen. Während die Klemme senkrecht gehalten wird, legt man den Faden so über ihr Faßende, daß er das Gefäß selbst umschlingt; darauf wird er durch zwei übereinandergelegte Knoten geknüpft. Das Zuziehen des Fadens soll schnell, aber nicht ruckartig erfolgen. Wenn man in einer tiefen Wunde operiert, so bedient man sich des auf den Faden gestellten Zeigefingers.

Schwierigkeiten, die durch Abgleiten eines Fadens entstehen können, begegnet man dadurch, daß nach Anlegung der Klemme das Gefäß durch einen in eine Klemme gefaßten kleinen Tupfer isoliert wird. Gelingt dies bisweilen bei tief in die Gewebsschichten eindringenden Wunden nicht, so ist es vorteilhafter, eine *Umstechung* auszuführen. Hierbei wird der Faden mit Hilfe einer Nadel durch das Gewebe unterhalb des Gefässes durchgeführt und auf jeder Seite der Klemme geknotet. Auch das vorübergehende Liegenlassen der Klemme kann gelegentlich eine wertvolle Hilfe darstellen.

In Fällen von schweren Blutungen gelangt man meist schneller und sicherer zum Ziel, wenn man die Wunde durch Längsschnitt erweitert und zuerst das verletzte Gefäß abklemmt, danach die Seitenästchen. Bei größeren Gefäßen sowie in lockerem und zerreißlichem Gewebe erleichtert man sich das Herumlegen des Fadens durch Benutzung der DESCHAMP'schen Nadel, wobei aber das Mitfassen benachbarter Nerven vermieden werden muß. Wenn der Gefäßstamm sich gut einstellt, ist eine doppelte Ligatur anzuraten.

Besondere Schwierigkeiten bieten große Venen, weil das Gefäßrohr zusammenfällt, und durch die Klemme leicht die Gefäßwand geschädigt wird.

Wenn nach durchgeführter Gefäßunterbindung eine Sickerblutung zurückbleibt, wie es z. B. bei Verletzungen parenchymatöser Organe häufig der Fall ist, so bedient man sich gerinnungsfördernder Mittel; von diesen hat sich besonders Stryphnon in Form von Puder oder als Gaze bewährt. Von gefäßzusammenziehender Substanz wurde früher häufig Eisenchlorid angewandt, besonders bei *Blutungen nach Zahnextraktion.* Da aber unter dem entstehenden Schorf die Blutung weitergeht, so ist dieser Form der Blutstillung zu widerraten. Vielmehr empfiehlt es sich, die Zahnlücke oder den Ort der Zahnfleischblutung zu umstechen oder durch einen aufgelegten und mit Naht befestigten Tupfer eine temporäre Kompression auszuüben.

Von den Störungen der Blutstillung ist die *Bluterkrankheit* (Hämophilie) eine gefahrdrohende Komplikation. Ihre Ursache ist noch unbekannt; sie kommt nur bei Männern vor und stellt eine erhebliche Anomalie dar. Es fehlt dem Blut des

Befallenen der gerinnungsfördernde Stoff. In manchen Teilen Süddeutschlands ist diese Krankheit verhältnismäßig weit verbreitet. Bei festgestellter Hämophilie wird man naturgemäß jede Anzeige für einen operativen Eingriff sehr eng begrenzen; es wurden aber nach Zahnextraktion, Abszesseröffnung, Weichteilverletzungen tödliche Verblutungen beobachtet. Außerdem kommt es vor, daß ein Bluter vor der Operation noch nichts von seiner konstitutionellen Störung der Gerinnung wußte. Das Verblutungsrisiko darf niemals gering eingeschätzt werden. Prophylaktische Maßnahmen werden vielfach empfohlen, jedoch sind die Berichte über den Nutzen sehr widersprechend. Von den empfohlenen Mitteln seien erwähnt Nateina, Cebion, A.T. 10. Ferner kommen in Betracht Chlorkalzium in 10%iger Lösung per os oder rektal, Ergotin oder Stypticin subcutan sowie Clauden und Gelatine. Vielfach hat sich auch eine Bluttransfusion als gerinnungsfördernd bewährt. Als lokal wirkendes Mittel wird Vivocoll empfohlen, das möglichst schon vor dem Hautschnitt eingespritzt wird und mit schwacher Suprareninlösung kombiniert werden kann.

Jeder schwerere *Blutverlust* stellt eine Gefahr für das Leben dar, die hervorgerufen wird durch den Flüssigkeitsverlust. Die Gefahr beruht auf der Verminderung der Blutmenge und der Schnelligkeit des Verlustes; daneben spielen auch verschiedene andere Faktoren eine Rolle. Im allgemeinen droht Lebensgefahr bei Erwachsenen, wenn die Hälfte der Blutmenge, die ca. $^1/_{13}$ des Körpergewichtes ausmacht, verloren ist. Bei Operationen und Geburten, die größere Blutungen mit sich bringen, sowie bei schweren traumatischen Blutungen in Brust- und Bauchhöhle ist daher das Verfahren des Blutersatzes anzuwenden. Dieses besteht in subkutaner oder in dringenden Fällen intravenöser Infusion von physiologischer Kochsalz- oder RINGERlösung mit Adrenalinzusatz als Herz-Stimulans. In der Allgemeinpraxis wird man sich aber vielfach mit Ersatzmitteln behelfen in Fällen, bei denen keine akute Lebensgefahr besteht. Der 0,9%igen Kochsalzlösung ist das Normosal überlegen, das in sterilen Ampullen im Handel ist (1 g: 100 ccm sterilisiertem Aq. dest.). Ferner bewährt sich gut Tutofusin, das steril in Glaszylindern geliefert wird. Die Handhabung ist außerordentlich einfach und für den praktischen Arzt besonders geeignet. Der mit der Hohlnadel ausgekochte Schlauch wird nur auf die abgebrochene Spitze der Ampulle aufgesetzt.

Das souveräne Mittel ist die *Bluttransfusion*, die erst in neuerer Zeit durch verbesserte Technik und Ausschaltung von Hämolyse und Agglutination wieder große praktische Bedeutung gewonnen hat. Sie ist in überragendem Maße geeignet, einem ausgebluteten Menschen das Leben zu retten. Es ist aber auch das beste Mittel, eine schwer geschädigte Konstitution zu stärken, einen Kollaps zu bekämpfen und einen Kranken in die Lage zu versetzen, eine dringliche Operation zu überstehen. Der Wert der Bluttransfusion besteht nicht allein in dem Ersatz von Blutfarbstoff und -plasma, sondern sie ist auch das beste Reizmittel auf die blutbildenden Organe. Wir verwenden die Methode auch bei verschiedenen Formen von Anämie, bei leichteren und mittelschweren Fällen septischer Erkrankungen zur Hebung des Allgemeinzustandes, Vergiftungen, Pankreatitis, Ileus, schwererer Nierenfunktionsstörung.

Es ist daher auch für den in der freien Praxis stehenden Arzt geboten, sich mit Technik und Indikationsbereich vertraut zu machen, auch wenn es nur unter besonderen Umständen für ihn möglich sein wird, die Ausführung seinem therapeutischen Rüstzeug einzufügen. Er wird aber leichter die notwendigen Vorbedingungen für die Durchführung dieses lebensrettenden Eingriffs schaffen können.

Die gefahrlose Durchführung der Blutübertragung wurde nur ermöglicht durch die Feststellung der Zugehörigkeit eines Menschen zu einer bestimmten Blutgruppe; diese ist leicht zu ermitteln durch Verwendung der im Handel befindlichen, staatlich kontrollierten Testsera, denen Gebrauchsanweisungen beiliegen. Es muß daher jeder Bluttransfusion die *Bestimmung der Blutgruppe* von Spender und Empfänger vorangehen.

Die Gefahren der Hämolyse und Agglutination sind auszuschalten, wenn nur Blut eines Spenders übertragen wird, der geeignet, gesund und gruppengleich ist. Wenn die Übereinstimmung der Blutgruppen festgestellt ist, dann wird die *biologische Vorprobe* (Oehlecker) ausgeführt, um eine weitere Sicherung zu gewährleisten: es wird nach Übertragung von 5—10 ccm Blut eine Pause eingeschaltet. Bei Auftreten anaphylaktischer Erscheinungen (Unruhe, Beklemmung, Übelkeit, Brechreiz, Schmerzen in der Magengegend usw.) wird abgebrochen.

Für die *Technik* sind mehrere Verfahren gebräuchlich. Die direkte Übertragung von Gefäß zu Gefäß scheidet aus, weil diese Methode zu umständlich ist, und überdies die Blutmenge nicht gemessen werden kann. Wesentlich einfacher ist die *indirekte Methode* der Blutübertragung, wobei das durch Venenpunktion (kurze, dicke Kanüle! (Abb. 9) gewonnene Blut des Spenders in einem sterilen Glasgefäß aufgefangen wird. Um vorübergehend Gerinnung auszuschalten, wird 30 % Natriumzitrat in frischer steriler Lösung zugesetzt (5 ccm auf 500 ccm Blut); neuerdings wird hierfür auch das Leberpräparat Vetren (1 Ampulle für 200 ccm Blut) verwendet. Gleichzeitig erfolgt Umrühren des Blutes mit sterilem Glasstab. Es empfiehlt sich, das Gefäß in ein Wasserbad von 40 Grad zu stellen, um das Blut vor Abkühlungen zu schützen, insbesondere wenn ein Transport nötig ist. Danach erfolgt die Infusion bei dem Empfänger durch einen Irrigator. Diese Anwendungsart ist einfach und zuverlässig. Die Bluttransfusion soll stets langsam erfolgen, besonders bei schwerem Kreislaufkollaps. Die Dosierung richtet sich naturgemäß nach der Indikation. Bei starkem Blutverlust wird man mindestens 500 ccm transfundieren; sonst bringen zu große Mengen die Gefahr einer Stauung im rechten Herzen mit sich. — Es wurde bereits erwähnt, daß die Blutübertragung auch zur Blutstillung erfolgreich angewendet wird, indem die Gerinnungsfähigkeit des Blutes gesteigert wird; hierbei dürfen aber nur kleinere Mengen (150—200 ccm) übertragen werden.

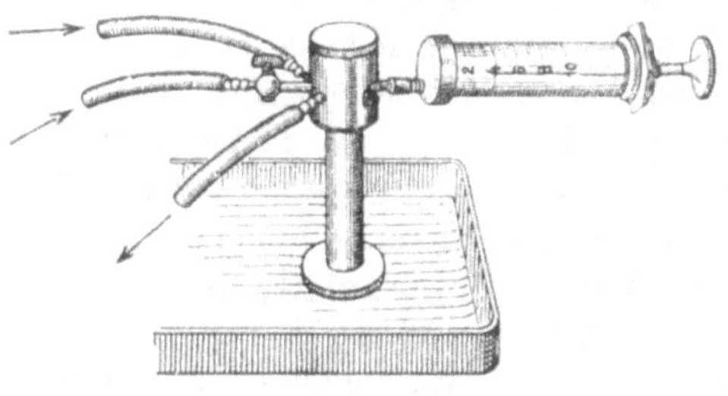

Abb. 14. Dreiwegehahn.
Oberster Schlauch vom Spender, mittlerer aus Kochsalzlösung, unterer zum Empfänger.

Für den klinischen Betrieb ist eine Reihe von Apparaturen in Gebrauch, die sich zum Teil recht gut bewähren. Am gebräuchlichsten ist das von Oehlecker angegebene Verfahren. Es beruht auf dem Grundsatz der *unmittelbaren Verbindung einer*

Vene des Spenders mit einer Vene des Empfängers, wobei das Blut durch eine Spritze, die nicht abgenommen wird, über eine Meßvorrichtung überführt wird. Spender und Empfänger werden nebeneinander gelegt, so daß die ausgestreckten Arme parallel verlaufen; der Vorteil besteht darin, daß die Venenkanülen unverrückbar festgebunden werden können. Besonders bewährt hat sich der *Dreiwegehahn*, (Abb. 14) der 3 mit Schläuchen armierte Ausläufe besitzt, von denen der oberste Spenderblut führt; der untere leitet dieses zum Empfänger, und der mittlere ermöglicht Aufsaugen und Durchspritzen mit Kochsalzlösung, ohne daß die Spritze gewechselt werden muß.

Der Vorteil besteht bei dieser Methode darin, daß eine Freilegung der Vene nicht erforderlich ist, sondern es genügt die perkutane Einführung einer STRAUSS'schen Kanüle in die Vene.

b) Eingedrungene Fremdkörper

Die Frage, welche Maßnahmen bei in die Wunde eingedrungenen Fremdkörpern zu treffen sind, spielt in der Wundbehandlung eine wichtige Rolle. Dabei ist zu unterscheiden zwischen oberflächlichen und tiefsitzenden. Wenn es sich im allgemeinen auch nicht um dringliche Eingriffe handelt, so kann doch eine durch Fremdkörper hervorgerufene Blutung Anlaß zu einem solchen geben. Es kommt auch häufig vor, daß die Ursache für ausbleibende Heilung einer Wunde trotz Abklingens der allgemeinen Entzündungserscheinungen in einem Fremdkörper zu sehen ist, der bisher unbemerkt geblieben war.

Als Regel gilt, alle *sichtbaren und palpablen Fremdkörper* zu entfernen; sie sind praktisch immer infektionsverdächtig. Am häufigsten handelt es sich, besonders in der Hand, um metallene (Eisen, Stahl usw.); hier soll man stets vor der in Lokal- oder Leitungsanästhesie vorzunehmenden Operation durch Röntgenbild eine genaue Lagebestimmung vornehmen. Wie häufig wird eine oberflächliche, tastbare Lage vorgetäuscht, während in Wirklichkeit der Fremdkörper dem Knochen unmittelbar anliegt. Ebenso oft wird von dem Verletzten mit Bestimmtheit behauptet, daß noch ein Fremdkörper oder Teil eines solchen vorhanden wäre, während er schon im Augenblick des Unfalls wieder herauskam. Es empfiehlt sich, sog. Splitterpinzetten oder -klemmen zu benutzen, um ein Abbrechen des Fremdkörpers zu vermeiden.

Bei *tiefsitzenden Fremdkörpern* kann man, wenn keine entzündlichen Erscheinungen oder Beschwerden bestehen, die Einheilung abwarten. Es ist bisweilen schwierig, dem Laien klarzumachen, daß das Verbleiben eines Fremdkörpers unbedenklich ist. Kommt es doch noch zu einer Reaktion, dann gelingt die operative Entfernung leichter, weil der Zugangsweg durch den Entzündungsherd oder die gebildete Fistel gewiesen wird. Es ist zu beachten, daß die Entfernung eines tiefsitzenden Fremdkörpers oft sehr schwierig ist. Um schonend vorzugehen, muß vor Beginn der Operation eine erneute Lagebestimmung erfolgen. Unter Anwendung von Lokalanästhesie oder Eunarcon-Rausch wird präparatorisch in die Gewebsschichten vorgegangen; genügende Assistenz ist wichtig, durch Haken muß das Operationsfeld schrittweise sichtbar gemacht, dabei aber jedes „Verziehen" vermieden werden.

Aus den Kriegserfahrungen wissen wir, daß *Steckgeschosse* einheilen können, besonders Gewehrgeschosse. Der Versuch, sie operativ zu entfernen, würde vielfach eine schwere Gefahr mit sich bringen; das „Wandern" von Fremdkörpern durch Muskel- und Gelenkbewegungen kommt vor; die Häufigkeit dieses Vorganges wird aber meist überschätzt. Bei Schußwunden liegen hinsichtlich der eingedrungenen Fremdkörper besondere Verhältnisse vor, die kurz erwähnt werden sollen. Die Behandlung des Steckgeschosses gehört überwiegend zur Domäne des chirurgischen Handelns. Die Entscheidung, ob abwartend oder operativ vorzugehen ist, trifft aber häufig der Allgemeinpraktiker, sodaß einige Hinweise am Platze sein dürften. Kirschner hat die neuesten Erfahrungen der Kriegschirurgie in einer wertvollen Abhandlung zusammengefaßt, die wir dieser Betrachtung zugrunde legen. Die Diagnose ist nicht immer so einfach wie allgemein angenommen wird. Es wird bei Schußwunden gelegentlich ein Streifschuß vorgetäuscht, während es sich tatsächlich um einen Einschuß handelt. Ebenso kommt es vor, daß zwar der Einschuß erkannt wird, aber der Ausschuß unbemerkt bleibt. Wenn mehrere Schußwunden vorhanden sind, ist es schwierig, die Ein- und Ausschußwunden zu unterscheiden. Die Röntgendiagnostik bringt in der überwiegenden Mehrzahl der Fälle eine Klärung; aber auch hierbei können Schwierigkeiten auftreten, wenn der Geschoßsplitter von schattengebenden Teilen verdeckt wird.

Die *Indikation zur operativen Entfernung* eines Geschosses richtet sich, abgesehen von der Größe und Lokalisation, danach, ob es sich noch um eine frische Wunde kurz nach der Verletzung handelt, oder ob die Wundheilung schon vorgeschritten bzw. abgeschlossen ist. Die Forderung, bei frischer Wunde das Steckgeschoß zu entfernen, ist durchaus berechtigt; sobald aber die Auffindung erheblich schwierig ist, muß man rechtzeitig auf die primäre Entfernung verzichten. Während des Wundverlaufs ist die operative Entfernung dann angezeigt, wenn der Fremdkörper einen Infektionsherd verursacht; man erkennt dies an der dauernden eitrigen Sekretion. Sonst ist es zweckmäßig, zuerst die Heilung der Wunde abzuwarten. Nach erfolgter Einheilung besteht eine Anzeige zur operativen Entfernung eines Geschosses, wenn dieses gesundheitliche oder funktionelle Störungen hervorruft. Hierzu sind zu rechnen: psychische Beunruhigung, nervöse Reizerscheinungen, mechanisches Hindernis für Sehnen- oder Muskelfunktion sowie für Knochenbruchheilung, sekundäre Entzündung (Fremdkörperabszesse), Gefahr der Arrosion von Blutgefäßen, Verengerung von Hohlorganen (Trachea, Oesophagus, Bronchus, Urethra). Es ist demnach die *Entfernung eines Steckgeschosses stets an eine bestimmte Indikation gebunden*, wobei naturgemäß auch die mit der Operation verbundene Gefährdung eine wichtige Rolle spielt.

Die Frage, ob bei Geschoß-Fremdkörpern die Gefahr einer *Blei- oder sonstigen Vergiftung* besteht, ist auch heute noch nicht endgültig geklärt. Im allgemeinen wird dahin geurteilt, daß die Gefahr sehr gering ist. Man kann z. B. feststellen, daß Bleigeschosse nach einigen Monaten von einer derben bindegewebigen Kapsel umgeben sind, welche die Resorption von Blei verhindert. Eine Anzeige zur operativen Entfernung eines Geschosses wegen nachgewiesener Bleivergiftung ist äußerst selten gegeben.

Es wird häufig nicht genügend beachtet, daß die *Infektionsträger* bei Schußverletzung vielfach nicht die Geschoßteile selbst, sondern die gleichzeitig mit eingedrungenen nichtmetallenen Fremdkörper sind, z. B. Kleiderfetzen, Papier, Holzteilchen, Erde usw. Bei Kriegsverletzungen wurde festgestellt, daß manche Geschosse Stücke aus der Bekleidung herausreißen, die in die Wunde verschleppt werden und bisweilen schwer auffindbar sind. Deshalb müssen auch Durchschüsse sorgfältig beobachtet werden, weil man nie sicher weiß, ob noch Kleiderfetzen zurückgeblieben sind. Die Feststellung ist durch Prüfung der Bekleidung vorzunehmen. Es ergibt sich hieraus die Folgerung, daß eine primäre Naht dieser Wunden nicht erfolgen darf.

c) Allgemeine chirurgische Versorgung

Die natürliche Angst des Laien vor dem strömenden Blute veranlaßt diesen vielfach zu schädlichen Maßnahmen, mit denen der behandelnde Arzt rechnen muß. Besonders liegt in dem noch heute beliebten „Auswaschen" der Wunde unter Benutzung bereits zersetzter antiseptischer Lösungen aus der Hausapotheke naturgemäß die Gefahr einer Bakterienverschleppung. Oberster Grundsatz der ärztlichen Wundversorgung muß demnach der *Schutz gegen die Infektionsgefahr* sein. Das Schicksal der Wunde hängt hiervon ab.

Eine kunstgerechte *Wundbehandlung kann niemals schematisch* sein, vielmehr muß der Arzt sein Vorgehen nach den besonderen Wundverhältnissen einrichten. Die Wunde so zu gestalten, daß eine sichere Überwindung eingedrungener Bakterien gewährleistet ist, ist das Ziel der Wundversorgung. Wir erreichen es durch Verminderung der Infektionskeime, Erhöhung der Wundresistenz und Förderung des normalen Heilverlaufs.

Dieses Ziel kann nur dadurch erreicht werden, daß eine Wundbehandlung nach anerkannten chirurgischen Grundsätzen durchgeführt wird. Das gilt nicht nur für die ausgedehnten schweren Verletzungen, sondern auch für die alltäglichen Gelegenheitswunden, deren kunstgerechte Versorgung eine der wichtigsten Aufgaben in der allgemeinen Praxis darstellt. Ob die Entstehung durch stumpfe oder scharfe Gewalt erfolgte, die stets vorhandene Möglichkeit einer Störung des Wundverlaufes durch hinzutretende Infektion stellt uns immer vor die gleiche Aufgabe. Als weitere Richtschnur muß uns neben den bereits beschriebenen Maßnahmen gegen die Blutung die Wiederherstellung der physiologischen Verhältnisse gelten.

Handelt es sich um glatte *Schnittwunden*, besonders an gut durchbluteten Körperstellen (Gesicht und Kopfhaut), so braucht man die Wundränder nicht anzufrischen. Es lehrt die Erfahrung, daß diese Wundart genügend Resistenz hat, sodaß wir hier die Wundnaht ohne Gefährdung anwenden können. Voraussetzung ist hierbei, daß die Wunde in frischem Zustande in Behandlung kommt und nicht nach Vorbehandlung, so daß sie als infiziert gelten muß.

Anders verhält es sich bei denjenigen Wunden, bei denen eine mehr oder weniger ausgedehnte Gewebszertrümmerung vorliegt (Quetsch-, Riss- und Schußwunden); diese stellen bekanntlich die überwiegende Mehrzahl aller Zufallswunden dar. Mit dem Vorhandensein zerfetzter und zertrümmerter Weichteile, die den besten Nährboden für Bakterien darstellen, wächst die Infektionsgefahr. Die jetzt angewandte *Methode der mechanischen Keimverringerung* hat große Vorteile, da eine gereinigte und gut durchblutete Wunde den besten Schutz gegen Infektionen jeder Art darbietet. Wir sind daher bestrebt, alle zerfetzten und gequetschten Gewebsteile zusammen mit den an diesen haftenden Infektionserregern herauszuschneiden sowie durch Beseitigung von Buchten und Taschen und Schaffung freien Sekretablaufes die Wundresistenz zu erhöhen. Erreicht wird dieses Ziel aber nur unter der Voraussetzung, daß jede Wundversorgung in Schmerzbetäubung und streng aseptisch vorgenommen wird; in der überwiegenden Mehrzahl wird örtliche Betäubung ausreichend sein. Durch Einsetzen von Wundhaken werden die tiefen Gewebsschichten sichtbar gemacht; gelegentlich empfiehlt es sich, die Wunde mit einem Skalpell zu erweitern, um eine bessere Übersicht zu gewinnen. Die Wundhöhle wird dann durch Herausschneiden aller zerfetzten Teile geglättet, wofür man am besten Präparierscheren verschiedener Größe verwendet. *Diese sollen ebenso wie die Pinzetten mehrfach gewechselt werden, um eine Überimpfung von Bakterien in gesunde Gewebsschichten zu vermeiden.* Bei Verschmutzung mit Erde etc. wird Berieselung mit Wasserstoffsuperoxyd vorgenommen.

Schwierig ist die Entscheidung, wie weit man einen Verschluß der Wunde vornehmen kann. Es gilt der Grundsatz, die *primäre Naht* nur auf glatte und oberflächliche Wunden zu beschränken, wenn z. B. auch kosmetische Gesichtspunkte eine Rolle spielen. Die Wundnaht erfolgt durch Knopfnaht mit Seide oder Zwirn, versenkte Nähte mit Katgut. Für die Hautnaht können auch kleine Metallklammern (nach Michel oder von Herff) verwendet werden. Es ist selbstverständlich, daß jede primär genähte Wunde einer ständigen genauen Beobachtung bedarf. Tägliche Verbandwechsel sind nicht angezeigt, meist sogar schädlich, aber genaue Überwachung des Patienten und Eingreifen bei Eintritt von Schmerzen oder Verdacht auf Störung des Wundverlaufs ist unerläßlich.

In anderen Fällen stellt die Primärnaht eine Gefahrenquelle dar, und es ist ratsam, im Interesse einer infektionslosen Heilung den Sekretabfluß durch Einlegen von Gummiröhrchen zu sichern. Selbstverständlich kann man weit klaffende Wundränder durch Anlegung von Situationsnähten zur weitläufigen Fixierung nähern, z. B. bei Lappenwunden im Gesicht und am Schädel. Als besonders infektionsverdächtig sind *Stich- und Rißwunden* anzusehen. Bei diesen ist ganz besonders für Sekretabfluß zu sorgen; man kann durch Abschneiden der Epithelfetzen das Offenbleiben begünstigen. Bei Wunden mit schlechten Heilungsbedingungen wird Tamponade und Drainage angewendet. — Eindringlich muß darauf hingewiesen werden, daß *eine nicht indizierte Naht in infiziertem Gebiet einen Kunstfehler darstellt;* manches Glied und vielfach auch das Leben eines Verletzten ist durch solchen Fehler verlorengegangen.

Die *operative Wundbehandlung* hat durch die grundlegenden Untersuchungen Friedrichs einenerheblichen Aufschwung genommen; seine bakteriologischen Untersuchungsergebnisse brachten den Nachweis, daß in den ersten sechs Stunden nach der Verletzung eine örtliche Beschränkung der Infektionserreger auf das Wundgebiet besteht. Bei diesen Frühfällen führte er, soweit es nach Art und Umfang der Verletzung möglich war, die restlose Ausschneidung der Wundhöhle *in einem Stück* aus und fügte den Nahtverschluß an. Es unterliegt keinem Zweifel, daß durch dieses Verfahren die bestmögliche Vermeidung von Infektionen gewährleistet wird. Es werden die Folgen der Gewebsnekrose vermieden, und den Infektionserregern wird gewissermaßen der Boden entzogen. Dieses Verfahren der primären Wundexzision erfordert Zeit und peinlichste Sorgfalt. Wenn der praktische Arzt dieser Voraussetzungen sicher ist, so bietet sich gerade für ihn ein segensreiches Betätigungsfeld.

Die *Technik* gestaltet sich im allgemeinen so, daß nach Umspritzung der Wunde mit Novokain-Adrenalin-Lösung diese mit Haken auseinandergezogen, und das verletzte Gebiet genau besichtigt wird. Erst jetzt kann man unterscheiden, ob die vollständige Ausschneidung möglich ist. Man schneidet mindestens 2 mm vom Wundrand entfernt das ganze verletzte Gebiet aus. Ist man sicher, daß alles entfernt ist und keine Taschenbildungen zurückbleiben, so kann man zwar die primäre Naht anschließen; es ist aber trotzdem ratsam, bei dieser Maßnahme die größte Vorsicht walten zu lassen.

Die Grenzen dieser an sich idealen Form der Wundbehandlung sind, abgesehen von der Latenzzeit, gegeben durch die anatomischen Verhältnisse. Deshalb wird in der Praxis diese Methode nur dann angezeigt sein, wenn es sich um kleine, oberflächliche Wunden der Haut und des Unterhautgewebes handelt, und nach Ausschneidung der Wunde eine Naht ohne Gewebsspannung möglich ist. Sobald aber schon Muskulatur einbegriffen ist, die sich zurückziehen kann, ist eine völlige Sterilität mit Sicherheit nicht zu erzielen.

Die sog. *Wundausschneidung nach* FRIEDRICH wird häufig mißverstanden und mit der heute allgemein üblichen operativen Wundversorgung gleichgesetzt. Hierbei handelt es sich um schrittweises Ausschneiden der Wundwände mit dem Messer. Damit wird aber die Wunde nicht keimfrei gemacht; denn die in den infizierten Gewebsteil eindringenden Instrumente kommen wieder in Berührung mit der neuen Schnittfläche. Es erscheint auch ausreichend, daß die Wundwände angefrischt und von Gewebsfetzen und Einbuchtungen befreit werden und so auch bösartigen Bakterien keinen günstigen Nährboden mehr bieten. Bei dem echten FRIEDRICHschen Verfahren wird die ganz kleine Wunde in einem geschlossenen Zuge mit dem Messer umschnitten, und es wird somit ein dickwandiges Gewebsbeutelchen herausgeschnitten, dessen infizierte Innenwand mit der Außenwand in keinerlei Kontakt gekommen ist. OEHLECKER weist darauf hin, daß die als infiziert geltende Zufallswunde sich auf keine Weise mit dem Messer keimfrei machen läßt. „Ein makroskopisches Sauber ist noch lange kein mikroskopisches oder bakteriologisches Sauber." — Diese beherzigenswerte Feststellung mahnt daher auch wieder zu größter Vorsicht bei Ausführung der primären Naht. Da die echte Wundanfrischung im Sinne FRIEDRICHS nur für ganz kleine und oberflächliche Wunden in Frage kommt, so hat sie *nur geringe praktische Bedeutung*, ist aber von hohem theoretischem Wert.

Der selbstverständlichen Forderung, keine Infektionserreger an die Wunde heranzubringen, werden wir durch Erfüllung der in dem Abschnitt „Hilfsmittel" erörterten Maßnahmen gerecht. Schwieriger ist vielfach die Desinfektion der Wundumgebung. Einer mechanische Reinigung mit Benzin, Äther oder Alkohol ist dringend zu widerraten, vielmehr genügt die Fixierung der Keime durch Bepinselung mit Jodtinktur; behaarte Teile sind vorsichtig zu rasieren. Daß die früher geübte Sonden-Untersuchung einer Wunde unzulässig und gefährlich ist, sei nur im Zusammenhang erwähnt.

Man beobachtet gelegentlich, daß Wunden schwerer heilen, wenn die Umgebung infolge Hämatoms oder Ödems sich in einem Spannungszustand befindet; in solchen Fällen wird der Heilungsverlauf erheblich beschleunigt, wenn man durch breite Inzision den Spannungszustand beseitigt.

Über die *Sekundärnaht* lehrt die Erfahrung, daß sie dann erfolgreich ist, wenn sie frühzeitig angewendet werden kann. Sie kommt in Betracht bei weit klaffenden Wunden, auch wenn eine zuerst bestandene Infektion in ein blandes Stadium übergegangen ist. Man soll aber niemals versuchen, durch Ausschneiden der Granulation oder auch der Wundränder eine schnellere Heilung herbeizuführen. Ebenso soll die Annäherung der Wundränder allmählich erfolgen; in der Praxis bewährt sich die Anwendung von Heftpflasterstreifen. Man kann naturgemäß eine granulierende Wunde nicht zu einer primären Heilung bringen, sondern nur zur Besserung der Narbenverhältnisse beitragen. — Zu erwähnen ist noch die sogenannte *verzögerte Naht*, die ohne erneute Anfrischung innerhalb von 3 bis 5 Tagen vorgenommen wird, wenn die Wunde ein völlig einwandfreies Aussehen zeigt. Aus den Erörterungen bei der FRIEDRICH'schen Wundausschneidung ergibt sich jedoch, daß diese Methode eine sorgfältige Überwachung des Wundverlaufs zur Voraussetzung hat.

Beim *Verband* ist darauf zu achten, daß fetthaltige Salben nicht auf primär geheilte Wunden zu legen sind, da hierdurch nachträgliche Sekretion angeregt würde. Eine primär genähte Wunde wird mit steriler Gaze bedeckt. Granulierende Wunden sind mit indifferenten Salben zu verbinden, wobei dünnflüssige vorzuziehen sind. Entfernung der Nähte erfolgt, wenn die Spannung nicht zu stark ist, nach 5—7 Tagen; bei starker Spannung wartet man 10—12 Tage. Um ein Einreißen der jungen Narbe zu vermeiden, entfernt man zuerst einen Teil der Fäden oder sichert das Narbengewebe durch schmale Heftpflasterstreifen. Für die Befestigung der Wundverbände empfiehlt sich Anwendung von Mastisol, womit sichere und sparsame Fixation erzielt wird, und Hautreizungen, die häufig durch Heftpflaster beobachtet werden, wegfallen.

Eine wichtige, häufig noch vernachlässigte Aufgabe der exakten Wundbehandlung besteht in *absoluter Ruhigstellung des Wundgebietes* und Vermeidung aller Reizungen. Es ist, wie sich immer wieder beobachten läßt, noch nicht allgemein erkannt, daß die Ruhigstellung des verletzten Gliedes für die Heilung von größter Wichtigkeit ist. Besonders bei Verletzungen an den Händen läßt sich der günstige Einfluß durch Ruhigstellung in Schiene, Armtragebinde usw. immer wieder beobachten. Für Arme benutzt man die CRAMER-, und für Beine die VOLKMANN-Schiene. Bei größeren Weichteilverletzungen empfiehlt sich der Gipsverband. Die *Wunde braucht Ruhe*, dazu gehört naturgemäß auch der seltene Verbandwechsel. Dadurch, daß die frischen Granulationen bei häufigem Verbandwechsel verletzt werden, wird die Wundheilung verzögert; durch Berührung der Wunde wird wieder die Infektionsgefahr erhöht. Es genügt Ansehen des Verbandes (Durchbluten, stärkere Sekretion!), Feststellung, ob Schmerzempfinden im Wundgebiet, ferner Beobachtung von Allgemeinbefinden und Körpertemperatur, so daß man bei Eintritt einer Infektion zur rechten Zeit eingreifen kann.

Die Darstellung der operativen Wundbehandlung konnte naturgemäß nur in großen Umrissen erfolgen. Die Befolgung der dargestellten Grundsätze bringt es mit sich, daß die endgültige Wundversorgung stets in den Praxisräumen des Arztes erfolgen muß, wo ihm alle nötigen Hilfsmittel zur Verfügung stehen. Das bedeutet für diesen inmitten seiner täglichen Inanspruchnahme eine hohe Anforderung und Leistungsfähigkeit. Er wird aber dafür belohnt werden durch Besserung seiner Heilungsergebnisse, und der Begriff des „Wundarztes“ wird wieder an Klang gewinnen.

4. Wundheilungsstörung und akute Entzündung

a) Nachblutung

Das Auftreten einer Nachblutung sowohl bei der Verletzungsbehandlung als auch nach Operationen ist ein Ereignis, das sich auch bei dem gewissenhaftesten Arzt gelegentlich immer wieder einstellen kann. Es kann dadurch hervorgerufen werden, daß sich eine Ligatur löst oder bei ansteigendem Blutdruck ein Thrombus, der die Gefäßlücke verschloß. — Bei Nachblutungen leichterer Art genügt die Anlegung eines neuen komprimierenden Verbandes. Die im Handel befindlichen blutstillenden Mittel können zwar angewendet werden; man darf sich aber niemals auf ihre alleinige Wirkung verlassen. — Handelt es sich um eine arterielle Blutung, so treten außer der starken Durchblutung des Verbandes, unter dem das Blut bald hervorsickert, die unverkennbaren Zeichen fortschreitender Anämie ein. In diesem Falle ist aseptische Wundrevision dringend vorzunehmen, Aufsuchen und Unterbindung bzw. Umstechung der Blutungsquelle.

Wer die *Technik der Blutstillung* sicher beherrscht, wird solche Nachblutungen nicht häufig erleben. Es kommen aber auch Hämatome vor, die sich langsam entwickeln. Bisweilen entleeren sie sich spontan durch eine Nahtlücke, wodurch aber eine lineare Vernarbung verhindert wird. Deshalb ist, wenn eine weitere Nachblutung nicht mehr zu befürchten ist, eine Punktion mit nachfolgendem Druckverband zu empfehlen. Ist aber eine Koagulation des Blutes eingetreten, so genügt die Punktion nicht; da die Heilung durch die mangelnde Resorption verzögert wird, so besteht die Gefahr sekundärer Infektion. Zur Abwendung dieser Gefahr wird eine Eröffnung der Naht am unteren Pol vorgenommen, und durch Pressen mit sterilen Tupfern, ohne Berührung der Wunde, lassen sich die Blutgerinnsel leicht herausdrücken. Bei günstigem Verlauf kann man nach einigen Tagen eine Sekundärnaht anschließen.

Eine besondere Aufmerksamkeit erfordern auch nach stumpfen Verletzungen die subkutanen, muskulären und retroperitonealen *Hämatome*, die zur Abkapselung führen. Eine Punktion ist hier zwecklos; vielmehr ist die operative Behandlung aus zwei Gründen angezeigt. Einmal besteht auch hier die leichte Infektionsmöglichkeit, und ferner bildet sich allmählich eine bindewebige Wand, die das Hämatom umschließt (traumatische Blutzyste).

Die sicherste Prophylaxe ist die frühzeitige Spaltung und Ausräumung der Koagula. In Lokalanästhesie und unter strenger Asepsis wird eine ausreichende Inzision am unteren Pol der Hämatomhöhle vorgenommen. Dabei ist eine Tamponade unbedingt zu vermeiden; das Einlegen eines Drains sichert den weiteren Abfluß, und es ist erforderlich, diese Drainage längere Zeit durchzuführen, weil sonst die Heilung unnötig verzögert wird.

Besondere Aufmerksamkeit erfordern die bei infizierten Weichteil- und Knochenverletzungen eintretenden *arteriellen Nachblutungen*, und zwar in einem Stadium, wenn die akuten Entzündungserscheinungen abgeklungen sind. Durch Nekrotisierung des umgebenden Gewebes leidet auch die Ernährung der Gefäßwand, und es kann plötzlich zu einer Ruptur derselben kommen. Diese wird begünstigt durch Druckwirkung umgebender Fremdkörper (Drain, Knochensplitter). Diese *späten Nachblutungen* treten in der Regel überraschend auf, pflegen aber die Prognose bezgl. Erhaltung des befallenen Gliedes erheblich zu trüben. Bei der Beurteilung der verlorenen Blutmenge darf man sich nicht täuschen lassen; denn viel Blut geht in das Gewebe oder in die aufsaugenden Verbände. — Die Aufsuchung des blutenden Gefäßes ist unbedingt durchzuführen, um eine endgültige Blutstillung zu erreichen. Es ist fehlerhaft, sich mit Tamponade zu begnügen, da die nächste Nachblutung tödlich sein kann.

b) Pyogene Infektion

Die schwerste Komplikation, die der wundärztlichen und operativen Tätigkeit droht, ist die pyogene Wundinfektion. Die Entstehung wird durch Herabsetzung der allgemeinen Resistenz durch Stoffwechselkrankheiten (Diabetes, Nephritis, Anämie, schlechten Ernährungszustand, größeren Blutverlust) begünstigt, in viel höherem Maße aber durch Verminderung der örtlichen Resistenz. Ausdehnung der Verletzung und Menge des nekrotischen Gewebes ist von ausschlaggebender Bedeutung für die Infektion; größere Quetschwunden mit reichlicher Nekrose sind weitaus gefährdeter als glatte Schnittwunden. Als wesentlicher Faktor kommt hinzu die den ektogenen Keimen innewohnende Virulenz, die nach den Lebensbedingungen, unter denen sie stehen, sehr wechselnd ist. Die Erscheinungen an der Eintrittspforte der Infektion können ganz verschieden sein. Lexer weist darauf hin, daß die Intensität der lokalen Veränderungen identisch ist mit der Lebhaftigkeit der Abwehrvorgänge, mit dem Umfang der Reaktion des Organismus auf die stattgehabte Invasion der Bakterien. Danach läßt sich aus dem Umfang der örtlichen Veränderung ein Rückschluß machen auf die Stärke der Reaktion des Organismus, aber nicht ohne weiteres auf die Heftigkeit der Infektion; so finden sich häufig bei den sehr akut verlaufenden Formen septischer Allgemeininfektion nur geringe örtliche Veränderungen. Das Hauptmerkmal der gezogenen Wirkung ist die *Eiterbildung*, wobei die Ansammlung der Leukozyten als wichtige Abwehrvorrichtung des Organismus anzusehen ist. Mit den charakteristischen Erscheinungen der akuten Entzündung tritt auch eine Allgemeinreaktion des Körpers ein. Es sei hier hervorgehoben, daß Fieber allein noch nicht die Infektion beweist; es gehört dazu Schmerzhaftigkeit und Krankheitsgefühl. Neben der Beobachtung des Temperaturverlaufes gibt auch die Pulskurve wichtige Anhaltspunkte. Bei wenig verändertem Puls kann man mit einer geringeren Virulenz der Infektionserreger rechnen. Starker Anstieg deutet dagegen auf phlegmonöse oder septische Prozesse hin. Es ist zu beachten, daß schwerste Allgemeinerscheinungen durch lokale Infektion bedingt sein können, ohne daß man von einer Allgemeininfektion sprechen kann. Ebenso können lang dauernde, örtliche Eiterungen degenerative Organveränderungen hervorrufen und letalen Ausgang herbeiführen (z. B. Amyloidose). Die *akute eitrige*

Entzündung in ihren mannigfachen Erscheinungsformen stellt den Praktiker häufig vor dringliche Aufgaben, deren sachgemäße Lösung eine genaue Beherrschung der operativen Technik voraussetzt.

Die *Allgemeininfektion* kommt zustande durch Eindringen der Keime in die Lymph- oder Blutbahn, wenn die natürlichen Abwehrvorgänge nicht mehr ausreichen. Diese finden ihren Ausdruck in der Leukozytose; häufig wird der Infektion in den Lymphdrüsen ein Ende bereitet, wobei es zu eitriger Einschmelzung derselben kommen kann. Die wichtigste Form der septischen Allgemeininfektion erfolgt auf dem Blutwege. Dabei kann es sich um eine dauernde Verbindung mit dem primären Herd handeln, oder es tritt eine Anhäufung von Keimen an bestimmten Stellen ein. Die erste Form entspricht der *Sepsis* im engeren Sinne, während das schubweise, mit Schüttelfrösten einhergehende Eindringen für das als *Pyaemie* bezeichnete Krankheitsbild charakteristisch ist. Das wichtigste Kennzeichen septischer Allgemeininfektion ist der Nachweis von Keimen im strömenden Blute.

Eine häufige Erscheinung der septischen Allgemeininfektion ist das Auftreten von *Metastasen*. Bei der Lokalisation derselben spielen die Gefäßverhältnisse eine wesentliche Rolle. Der Häufigkeit nach stehen die Lungen an erster Stelle, es folgen Nieren, Milz, seröse Häute, Knochen, Leber; bei Streptokokkeninfektion sind häufig Gelenke, und bei Staphylokokkeninfektion im jugendlichen Alter das Knochensystem betroffen. — Bei Pneumokokkeninfektion wird häufig eitrige Meningitis beobachtet (BONDY).

Allgemeininfektion wird am häufigsten durch hämolytische Streptokokken hervorgerufen, wobei sich oft eine Thrombophlebitis einstellt. Für die Staphylokokkeninfektion ist charakteristisch, daß sie oft von geringfügigen Eiterherden ausgeht und eitrige Metastasen bildet. — Nach den *klinischen Erscheinungen* neben dem akuten Beginn mit Schüttelfrost ist das Fieber das wichtigste Symptom, wobei die Höhe desselben meist der Schwere der Infektion entspricht (hohe Continua oder häufiger intermittierender Typus). Zum allgemeinen Krankheitsbild gehören ferner Pulsfrequenz, Appetitlosigkeit, Durstgefühl, Benommenheit, in schweren Fällen Delirien oder Koma; die Leukozytose kann eine außerordentliche Höhe erreichen. Schmerzen stehen im allgemeinen im Hintergrund. Häufig entstehen punktförmige Hautblutungen (Ecchymosen). Die Dauer der Allgemeininfektion ist äußerst verschieden; foudroyante Sepsis kann in 24 Stunden tödlichen Ausgang herbeiführen, während die metastasierende Erkrankung sich mit wechselnd gutem und schlechtem Befinden über Wochen oder Monate hinzieht.

Differentialdiagnostisch sind akute Infektionskrankheiten abzugrenzen, besonders Typhus abdominalis, wobei niedriger Puls, Leukopenie und serologische Blutuntersuchung wichtige diagnostische Merkmale sind. Gegenüber Miliar-Tbc ist die Untersuchung von Sputum, gegen Meningitis die des Lumbalpunktates maßgebend. Malaria wird durch den Nachweis von Plasmodien im Blut geklärt. Die Unterscheidung von Pneumonie, Influenza und Uraemie ergibt sich aus dem weiteren Verlauf. Schwierig ist bisweilen die Differentialdiagnose zwischen puerperaler Sepsis und Pyelonephritis, sowie auch bei Gelenkrheumatismus und Endocarditis lenta.

Die *Prognose* ist stets ernst. Die Mortalität beträgt ca. 60 bis 80%. Streptokokkeninfektion ist meist äußerst ungünstig; ebenso verläuft die neumokokkensepsis meist letal. Steigende Pulsfrequenz und Feststellung der Keimvermehrung bei bakteriologischen Blutuntersuchungen sind als sehr ungünstige Zeichen anzusehen. Ebenso prognostisch ungünstig sind Linksverschiebung des Blutbildes (vorwiegend jugendliche Zellformen gegenüber mehrkernigen älteren) sowie außerordentlich hohe oder niedrige Leukozytenzahl. Eine prognostische Abgrenzung zwischen metastatischer und nicht metastatischer Form ist nicht möglich; bei ersterer ist der Verlauf meist langsamer.

Bei der *Behandlung* ist die Stärkung der Widerstandsfähigkeit des Organismus von großer Bedeutung. Zweckmäßige Ernährung, reichliche Flüssigkeitszufuhr sowie intravenöse Darreichung von physiologischer Kochsalz- oder 5%iger Traubenzuckerlösung sind bewährte Maßnahmen. Eine Entgiftung kann durch Bluttransfusion nach vorherigem Aderlaß angestrebt werden. Die allgemeine Körperpflege, Regelung der Diurese und Verdauung sowie Atemgymnastik sind wichtig. Die Herzinsuffizienz wird bekämpft durch Darreichung von Coffein, Kampfer, Coramin, Strophantin.

Für die *chirurgische Behandlung* steht frühzeitige Eröffnung und Drainage des Primärherdes im Vordergrund. Bei septischer Infektion innerer Organe kann rechtzeitige Exstirpation lebensrettend wirken (Appendix, Gallenblase, Niere); schwierig ist naturgemäß die Indikationsstellung zur Uterus-Entfernung. — Ebenso ist bei Phlegmone die Frage der Amputation schwierig zu entscheiden; sie darf nicht zu spät vorgenommen werden, damit die prophylaktische Bedeutung der Operation nicht illusorisch wird. Venen-Unterbindung wird bisweilen bei otogener und puerperaler Sepsis durchgeführt.

Die praktische Bedeutung der *Osteomyelitis* erfordert einige besondere Hinweise. Im Vordergrund steht in der überwiegenden Mehrzahl der Fälle die haematogene, sekundäre Form; die direkten Infektionen des Knochenmarks stellen die gefürchtete Komplikation der offenen Fraktur dar. Ein dritter Infektionsweg kann durch Fortleitung entzündlicher Prozesse in der Nachbarschaft entstehen. — Als Erreger kommt hauptsächlich der Staphylococcus aureus in Betracht, seltener Staphylococcus albus, Streptococcus und Pneumococcus. Als Eintrittspforte ergibt sich die Art der Allgemeininfektion oder ein geringfügiger Eiterherd (Furunkel, Panaritium, infizierte Wunde, Ekzem, Angina etc.) — Die Erkrankung kommt vorzugsweise im jugendlichen Alter vor und bevorzugt die langen Röhrenknochen mit dem Sitz in der Metaphyse. Die untere Extremität steht an der Spitze.

Das *klinische Bild* entspricht dem einer schweren Allgemeininfektion. Plötzlicher Beginn mit Schüttelfrost und hohem Fieber, meist schnell sich entwickelnde Benommenheit sind die charakteristischen Symptome; bisweilen besteht auch leichter Ikterus. Bald treten bohrende Schmerzen in der Gegend des befallenen Knochens hinzu sowie lokale Schwellung, Hautrötung und Fluktuation. Die regionären Lymphdrüsen zeigen schmerzhafte Schwellung, in den benachbarten Gelenken tritt häufig ein Erguß auf. — Die *Prognose* ist stets ernst, und die Überführung der Kranken in stationäre Behandlung ist stets als dringlich anzusehen. Da der Ablauf der Erkrankung sehr verschieden sich gestaltet, so muß die Behandlung streng individuell erfolgen. Sulfonamide sowie Penicillin-Zufuhr beeinflussen den Krankheitsablauf in vielen Fällen günstig.

Die Erreger der *puerperalen Sepsis* (Kindbettfieber) sind meist Streptokokken Die Erkrankung nimmt ihren Ausgangspunkt meist von der Infektion des Endometriums, besonders an der Placentarstelle; es kommt durch Einbruch der Keime in die Blutbahn zur Sepsis, oder es bildet sich eine septische Thrombophlebitis der Beckenvenen. Der klinische Verlauf ist meist protahiert, die Erscheinungen setzen meist am 3. bis 5. Tage post partum ein. Die Prognose ist ungünstig.

Ein seltenes, aber schwer zu behandelndes Krankheitsbild ist die *postoperative fortschreitende Hautnekrose.* Die Ätiologie ist noch unbekannt; vermutlich spielen hämolytische Streptokokken eine Rolle. Es bildet sich einige Wochen nach der Operation eine Nekrose im Unterhautzellgewebe, die in der Haut sich ausbreitet, aber auch Muskulatur und Peritoneum befallen kann. Wegen der hohen Sterblichkeitsziffer ist Krankenhausbehandlung dringend anzuraten. Für die Behandlung sind häufige Bluttransfusionen und Vitamingaben anzuraten; örtlich bewährt sich Prontosilsalbe.

Die Entstehung eines *Abzesses* erfordert frühzeitige operative Behandlung. Man unterscheidet folgende Arten: lymphangitischer, lymphadenitischer, furunkulöser, periostaler, metastatischer, periartikulärer, erysipelatöser. Zur Vermeidung einer Mischinfektion sind alle septischen Operationen mit derselben Sterilität durchzuführen wie die aseptischen; eine anschließende Erysipelinfektion ist häufig auf Nichtbeachtung dieses Grundsatzes zurückzuführen. Die allgemeine *Technik* ist folgende: Hautinzision auf der Höhe des Abszesses und stumpfes Vordringen mit der Kornzange durch die tieferen Gewebsschichten in die Eiterhöhle hinein. Beim Abfließen des Eiters ist jedes Drücken auf die Abszesswand zu vermeiden. Dieser Grundsatz gilt für alle Operationen an Infektionsherden; man drückt den Eiter nicht hinaus, sondern in das umgebende gesunde Gewebe hinein. Man soll in Längsrichtung spalten und keine Taschen zurücklassen, sondern eine flache, breit geöffnete Wunde schaffen; die Palpation durch den mit Gummihandschuh geschützten Zeigefinger ist hierbei die beste Kontrolle. Bei tiefer gelegenen Fortsätzen muß man Gegeninzisionen anlegen, durch die ein Drain eingeführt wird (s. Abb. 15). Instrumentelle Manipulationen in der Abszesshöhle sind zu vermeiden wegen Gefahr der Infektion von Lymphräumen (cave scharfen Löffel).

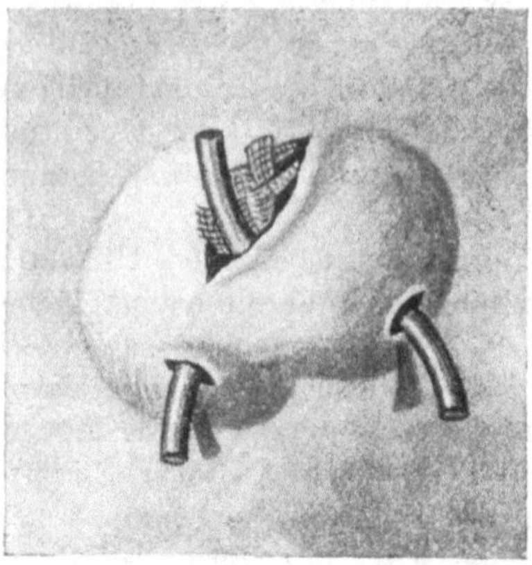

Abb. 15. Typische Nachbehandlung einer großen Abszeßhöhle.— Drainage mit oberflächlicher Tamponade, Gegendrainage der seitlichen unteren Buchten.

Es ist ferner die Ausfüllung der Höhle durch *Tamponade* unzulässig. Diese schädigt mechanisch und durch Anämisierung der vom Tampon gepreßten Wundschichten. Tampons dürfen daher nur locker und ohne jede Druckwirkung eingelegt werden. Dagegen wird der weitere Sekretabfluß durch Einlegen eines dicken, gefensterten Drains gewährleistet. Die aus Gummi bestehenden bieten den Vorteil, daß sie sich anschmiegen und keine schädliche Druckwirkung auf das Gewebe ausüben, und ferner, das sie sich beim Verbandwechsel kürzen lassen. Zur Befestigung verwenden wir Sicherheitsnadeln, die mit Gaze zu unterpolstern sind. Das Hineinschlüpfen eines Drains in einen Hohlraum wird dadurch vermieden, daß man einen langen Seidenfaden anbindet, der am Körper mit Heftpflaster befestigt wird. Vorsicht ist geboten bei Nachbarschaft großer Gefäße wegen Gefahr von Nachblutung infolge Arrosion. Das Drain wird entfernt, wenn keine Sekretion mehr besteht, sonst schrittweise gekürzt.

Zwischenfälle bei der Absceß-Inzision können entstehen durch Verletzung von Gefäßen oder Nerven. Daher Vorsicht bei Abszessen der Achselhöhle, der seitlichen Halspartien, des Zungengrundes, der Innenseite des Oberschenkels im oberen Drittel sowie der inneren Handfläche.

Schädel- und Gesichtseiterungen sind immer als ernste Erkrankungen zu betrachten. Weichteilabszesse entstehen oft metastatisch auf dem Lymphwege. An den seitlichen Schädelflächen bildet sich vielfach eine phlegmonöse Form der Eiterung aus; die Kopfschwarte wird abgehoben. Bei Operation eines Gesichtsabszesses ist der Inzisionsschnitt klein zu gestalten, gegebenenfalls kann man mehrere Einschnitte vornehmen; die Verletzung des N. facialis ist zu vermeiden. Gesichtsfurunkel stellen ein umschriebenes Krankheitsbild dar und werden auf S. 46 abgehandelt.

Bei der sog. *Orbita-Phlegmone* ist schnelles Operieren angezeigt, um einer Schädigung der Hornhaut vorzubeugen. Die Inzision erfolgt längs der Orbitalwand von vorn nach hinten; man kann auch einen bogenförmigen Schnitt am unteren Augenhöhlenrand vornehmen.

Für die Entstehung einer *Mundbodenphlegmone* sind in erster Linie kariöse Zähne verantwortlich zu machen (Molaren und Prämolaren). Die Zahneiterungen sind dadurch charakterisiert, daß Schwellung und äussere Erscheinungen erst einige Zeit nach Auftreten der Schmerzen entstehen; trotz schwerster anatomischer Veränderungen ist das Krankheitsbild kein so schweres, was differentialdiagnostisch gegenüber dem Kinnfurunkel zu verwerten ist. Die brettharte Infiltration ist frühzeitig zu inzidieren; man darf nicht abwarten, bis Fluktuation eintritt. Vor der Anwendung von Evipan-Narkose ist hier abzuraten, da zentraler Atemstillstand, reflektorisch durch Druck auf den Karotissinus, beobachtet wurde.

Bei den *periostalen Eiterungen am Kiefer* nach Durchbruch eines Zahnwurzelabszesses (*Parulis*) muß die Inzision bis auf den Knochen geführt werden, wobei Nebenverletzungen nicht zu befürchten sind. Verhängnisvoll können die Folgen sein, wenn der Schnitt nicht tief genug gelegt wurde. — Bei *Zungenabszeß* besteht die Gefahr eines Glottisödems; man inzidiert auf dem Zungenrücken.

Beim *Mandelabszeß* ist der in der Mandel selbst gelegene von dem sogenannten peritonsillären Abszeß zu unterscheiden. Es besteht bei manchen Menschen eine Disposition zu dieser meist qualvoll verlaufenden Erkrankung. Wenn bei einer Angina die Schluckbeschwerden besonders stark sind und trotz Abklingen des Fiebers nicht abnehmen, so besteht Verdacht auf Abszeßbildung. Ist diese manifest, so bildet sich über der Gaumenhälfte eine deutliche stark gerötete Vorwölbung, und das Zäpfchen wird auf die andere Seite verlagert. Man hüte sich aber, zu früh zu inzidieren; erst wenn man mit dem Finger deutliche Fluktuation fühlt, wird die Eröffnung vorgenommen. Die Anwendung eines Chloräthylrausches erleichtert die Überwindung der Kieferklemme; Eiteraspiration ist nicht zu befürchten. Man benutzt ein schmales Skalpell, das mit Heftpflaster umwickelt ist, so daß nur die Spitze frei bleibt. Der Schnitt ist von oben nach unten zu führen und soll 1 bis 2 cm lang sein. Im Augenblick der Eiterentleerung werden Kopf und Oberkörper des Kranken nach vornüber gebogen. Falls erforderlich, wird die Schnittöffnung mit einer Kornzange stumpf erweitert. Die Schluckbeschwerden und Atemnot sind meist schlagartig behoben. — Die Operation des *Retropharyngeal-Abszesses* bei Kindern ist schwierig, da er schwer zugänglich ist. Der Patient muß fest und sicher von einer Hilfsperson gehalten werden. Das Einlegen eines Mundsperrers ist möglichst zu vermeiden, weil dadurch das Ausspeien behindert wird. Die Zunge wird leicht herabgedrückt, oder unter Leitung des Fingers wird quer inzidiert. In der Regel verschwinden die Krankheitserscheinunegn unmittelbar nach der Eiterentleerung.

Der *Schweißdrüsen-Abszeß* in der Achselhöhle ist eine sehr lästige Erkrankung, die ganz besonders zu Rezidiven neigt; häufig sind beide Achselhöhlen befallen. Der Unterschied gegenüber lymphadenitischen Abszessen besteht in der oberflächlichen Lage und den multiplen Herden. Die Auslösung ist in übermäßigem Schwitzen zu sehen, wodurch eine Mazeration der Haut der Achselhöhle bedingt wird. Als Prophylaxe ist diese daher zu pflegen (Waschungen mit Franzbranntwein, Formalinalkohol, danach Einpudern). — Es muß nach Rasieren jeder Herd frühzeitig inzidiert werden; dabei ist das Verschmieren des Eiters durch Abdecken der Umgebung zu vermeiden. Die Schnittrichtung soll quer zum Pektoralisrand erfolgen, da Längsnarben nach Schrumpfung späterhin das Heben des Armes behindern können. Röntgenbestrahlung hat sich nicht als erfolgreich erwiesen; dagegen kann durch Eigenblutumspritzung mit evtl. Inzision die oft sehr langwierige Behandlungsdauer wesentlich herabgesetzt werden. Zeigt sich jedoch keine Neigung zur Aufsaugung, so besteht die Gefahr einer sich ausbildenden Subpektoralphlegmone. Bei dieser ist der Lokalbefund häufig geringfügig und beschränkt sich auf Druckempfindlichkeit unter dem Schlüsselbein. Die Behandlung besteht in breiter Freilegung des Herdes durch Inzision längs dem medialen Rande der Achselhöhle.

Schwielen-Abszesse kommen bei Handarbeitern häufig vor. Sie sind in der Hohlhand lokalisiert in dem lockeren Gewebe der Interdigitalfalten. Es besteht meist eine starke Schwellung und Rötung des Handrückens, was aber nicht zu einem Eingriff an dieser Seite verleiten darf. Der Infektionsherd ist an der Hohlhand wegen der überaus starken Druckschmerzhaftigkeit leicht festzustellen. Da er sich in die tiefen Gewebsräume auszubreiten pflegt, so hat die Behandlung in ergiebiger Eiterentleerung zu bestehen. Diese wird durch einfache Längsinzision nicht erreicht. Vielmehr empfiehlt sich entweder Querschnitt nahe dem Fingergrundgelenk, so daß eine bei Fingerstreckung klaffende Wunde zurückbleibt oder Gegeninzision vom Handrücken aus mit Drainage. — Viel seltener sind Interdigital-Abszesse am Fuß, ausgehend von einer Schrunde.

Eine wichtige Rolle in der dringlichen Chirurgie nimmt der *paranephritische Abszeß* ein. Er ist lokalisiert in dem Fettlager der Niere und braucht mit dieser nicht in Zusammenhang zu stehen. Die Entstehung erfolgt meist metastatisch auf haematogenem oder lymphogenem Wege, ausgehend von einem primären Entzündungsherd (infizierte Wunde, Furunkel, Angina oder nach Infektionskrankheiten, z. B. Grippe). Der Verlauf ist außerordentlich schleichend, und bis zum Auftreten örtlicher Erscheinungen ist der Primärherd bereits verheilt. Die

Symptome sind Schmerzen in der Nierengegend, Fieber sowie meist erhebliche Störung des Allgemeinbefindens. Bei weiterem Fortschreiten entsteht eine fluktuierende Vorwölbung zwischen Wirbelsäule und Rippenbogen. Die *Diagnose* ist schwierig, da die Entzündung sich tief im Körperinnern abspielt, und Bauch- und Rückenmuskulatur das Vorrücken des Abszesses lange Zeit verhindern. Charakeristisch ist das Psoassymptom bei Ausdehnung entlang dem Harnleiter, wobei der Oberschenkel gebeugt gehalten wird und bei Bewegung Schmerzen auslöst. Die diagnostische *Punktion* ist mit Vorsicht vorzunehmen, da Gefahr einer Verletzung des Bauchfells sowie des retroperitoneal gelegenen Dickdarms besteht; bisweilen liegt der Abszeß auch an nicht erreichbarer Stelle. Vielfach ergibt die i. v. Pyelographie Aufschluß über Sitz und Ausdehnung der Erkrankung. Die *Behandlung* besteht in breiter Inzision unter dem Rippenbogen, wobei die Schnittrichtung wie zur Freilegung der Niere erfolgt. Die Abszeßhöhle wird ausgetastet und drainiert.

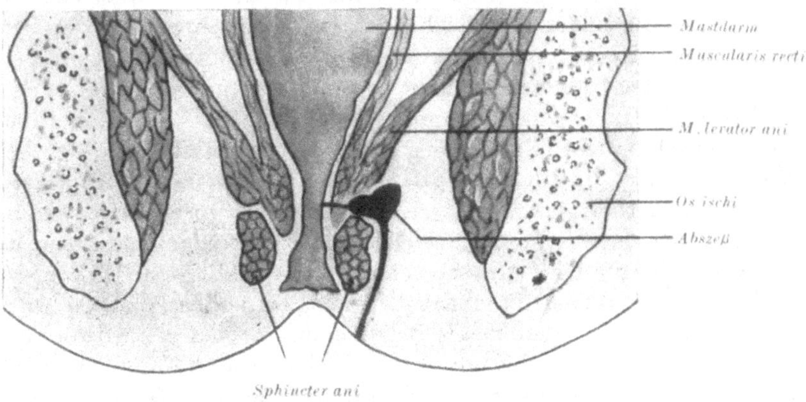

Abb. 16. Periproktitischer Abszeß.

Eine besondere praktische Bedeutung haben die *Abszesse in der Genital- und Rektalgegend.* Handelt es sich um einen erweichten *Prostata-Abszeß*, so kann die Inzision vom Rektum aus vorgenommen werden, wenn der Abszeß sich nach hier stark vorwölbt. Das bessere Verfahren ist die perineale Inzision, die breiten Zugang schafft, wodurch der Entstehung einer postoperativen Fistel vorgebeugt wird.

Bei den Eiterherden in den weiblichen Geschlechtsorganen kann man sich zunächst abwartend verhalten. Wenn aber Tastbefund und klinische Symptome für ein Fortschreiten der Eiterbildung sprechen, so muß operativ vorgegangen werden, wobei die vaginale Methode als einfach und ungefährlich den Vorzug verdient.

Die Behandlung der am Mastdarm und in der Aftergegend sich abspielenden eitrigen Entzündungen (*periproktischer Abszeß*) ist eine sehr wichtige Aufgabe des praktischen Arztes, weil ihre erfolgreiche Durchführung die beste Prophylaxe darstellt gegen die Entstehung von Fisteln. Man darf sich daher nicht mit einer Stichinzision oder einem Radiärschnitt begnügen, sondern es muß grundsätzlich in Steinschnittlage ein breiter Einschnitt vorgenommen werden, der den Anus bogenförmig umkreist und die Abszeßhöhle und ihre Ausläufer vollständig freilegt. Die Abszesse pflegen sich entweder nach der Analgegend oder mehr nach dem Beckenbindegewebe zu entwickeln. Bei der Nachbehandlung ist von Sitzbädern reichlich Gebrauch zu machen und eine Tamponade der Abszeßhöhle bis zur höchsten Ausstülpung durchzuführen, so daß die Granulationsbildung von der Tiefe aus erfolgt. Vorzeitige Verklebung des Hautschnittes führt zu Rezidiven oder Fistelbildung (Abb. 16).

Beim Douglas-Abszeß ist operative Behandlung erforderlich, wenn nicht spontane Perforation in das Rektum erfolgt. In Steinschnittlage wird die vordere Rektumwand, bzw. bei der Frau Vaginalwand, eingestellt; ergibt die Punktion Eiter, so wird bei liegender Nadel eine Stichinzision vorgenommen, die mit Kornzange erweitert wird; danach erfolgt Drainage.

Bei *Mastitis purulenta* unterscheiden wir die gewöhnlich akute Form, die sich häufig an Hautkrankheiten (Skabies) anschließt, und die metastatische, die sehr akut verläuft. Die Mastitis Jugendlicher hat traumatischen Ursprung.

Die größte praktische Bedeutung hat die *Mastitis puerperalis*. Die bei der Stilltätigkeit entstehenden Oberflächendefekte in der Umgebung der Brustwarze stellen einen Sammelplatz für Bakterien dar, deren Entwicklung durch die Stauungszustände in der Mamma begünstigt wird. Daher gewinnt der Grundsatz, Vorbeugen ist besser als Heilen, hier besondere Bedeutung. Größte Schonung der Brustdrüsen zur Vermeidung einer Schädigung des Fettgewebes ist von wesentlicher Bedeutung. Die Pflege der Brustdrüsen hat schon im letzten Schwangerschaftsmonat zu beginnen. Sauberkeit der Haut und Leibwäsche ist vorteilhafter als die vielfach empfohlenen Spirituswaschungen. — Die *Behandlung* der Schrunden hat sorgfältig zu erfolgen, mit sofortiger Unterbrechung der Stilltätigkeit. Früher verwendete man Salben, jetzt wird mehr Trockenbehandlung empfohlen; daneben wird die Brustdrüse hochgebunden. Die beginnende Mastitis macht sich geltend durch Schmerzen, die häufig nicht erheblich sind, sowie durch eine druckempfindliche, mehr oder weniger umschriebene Verhärtung; daneben treten leichte Temperatursteigerungen auf.

Die Frage, *ob die entzündete Brustdrüse zu entleeren sei oder nicht*, wird von den Fachärzten dahin entschieden, daß die Entleerung wesentlich besser ist als die Ruhigstellung; die Entzündung heilt bei Entleerung schneller ab, und es kommt seltener zum Auftreten von Abszessen, da den Bakterien der günstige Nährboden entzogen wird. Eiterbeimengung zur Milch tritt nicht ein, da Infektion und Entzündung sich nicht im eigentlichen Parenchym der Mamma, sondern nur in dem umgebenden Fett- und Bindegewebe abspielt (C. Ritter). Ebenso werden die Abwehrkräfte des Gewebes durch Bier'sche Stauung unterstützt; weniger schmerzhaft ist die Anwendung der Kurzwellen-Diathermie (20 Min.) bis zum Eintritt angenehmer Wärmeempfindung. Auch frühzeitige Bestrahlung mit Solluxlampe (im Abstand von 20 cm, nach Gewöhnung 12 cm) 2—3 mal täglich ist zu empfehlen.

Kommt es trotz aller Vorsicht zu einer eitrigen Einschmelzung, so sind entsprechend dem anatomischen Bau der Brustdrüse folgende Abszeßformen zu unterscheiden: subkutaner, intraglandulärer, retromammärer A. (s. Abb. 18).

Bei der *Behandlung* ist vor der frühzeitigen Inzision zu warnen. Je länger man wartet, um so mehr kürzt man die Ausheilungszeit ab. Die Einschmelzung des Abszesses kann durch Röntgenschwachbestrahlung gefördert werden. Wenn man den Grundsatz befolgt, daß nur ausgereifte Abszesse zu eröffnen sind, können große

Schnitte und dadurch bedingte Verstümmelungen der Mamma vermieden werden. Ebenso ist ausgedehnte Drainage, die zur Zerstörung ganzer Drüsenlappen führen kann, zu vermeiden.

Die Inzision erfolgt zur Schonung der Milchgänge radiär über die Höhe des Herdes, wobei der Warzenhof immer geschont werden muß; man geht dann weiter stumpf vor. Von entscheidender Bedeutung für den weiteren Verlauf ist die Austastung der Abszeßhöhle, da häufig sich Fortsätze bilden; diese müssen sorgfältig freigelegt und am tiefsten Punkt abgeleitet werden. Bei weiterer Ausdehnung nach unten empfiehlt sich die Anlegung von Gegeninzisionen an den tiefsten Punkten. Kommt es nach anfänglicher Entfieberung wieder zu Temperaturerhöhung, bisweilen mit Schüttelfrost, so muß man an neu aufgetretene Herde denken. — Beim retromammären Abszeß wird die Mamma nach Inzision am unteren Rande angehoben und der Eiterherd an der Unterfläche eröffnet.

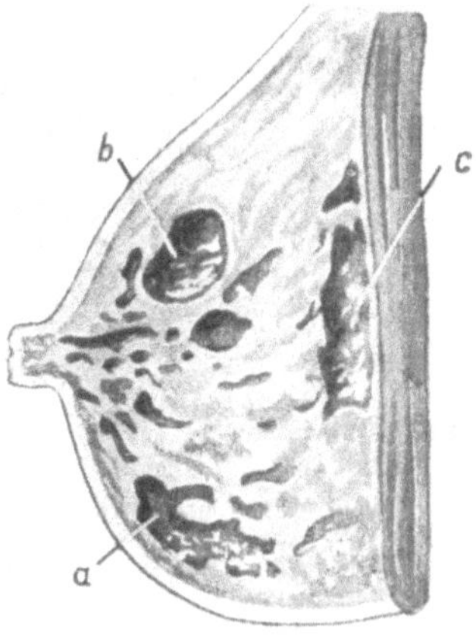

Abb. 17. Mastitische Abszesse: a) oberflächlicher Abszeß, b) Parenchym-Abszeß, c) tiefer Abszeß an der Rückfläche der Mamma.

Bei der Abszeßentleerung kommt es auch zum Abstoßen von Nekrosen („Weichteilsequester"), die zum Bilde der Krankheit gehören. Bisweilen sind Rückfälle nicht zu vermeiden, wenn eine Ausbreitung der Eiterung in den Milchgängen erfolgt. Es entstehen dann immer neue Abszesse, die inzidiert werden müssen und für die Wöchnerin ein schweres Krankenlager mit sich bringen.

In dem Arbeitsgebiet des praktischen Arztes spielen Furunkel und Panaritium eine so wesentliche Rolle, daß auf die Behandlungstechnik und Vermeidung von Fehlerquellen etwas ausführlicher eingegangen werden soll. Bei dem *Furunkel* handelt es sich um eine umschriebene Ansammlung von Eitererregern in der Cutis an behaarten Körperstellen, woraus sich die Beziehung zu den Follikeln ergibt. Charakteristisch ist die Bildung einer Nekrose („Pfropf"), die sich demarkiert und ausgestoßen wird. Die Entstehung von Furunkeln wird begünstigt durch Reiben von Kleidungsstücken gegen die Haut; eine Ausbreitung erfolgt leicht bei juckenden Hauterkrankungen (Skabies!), wobei die Übertragung von Keimen durch den kratzenden Fingernagel erfolgt. — Wenn es sich im allgemeinen auch um eine harmlose Erkrankung handelt, so kann ein Furunkel doch Ausgangsherd für metastatische Erkrankungen sein (z. B. haematogene Osteomyelitis, perinephritischer Abszeß). — Die *Behandlung* wird meist auf konservative Weise durchgeführt, (Ichthyol-Verband, Ilon-Abszeß-Salbe, bis zur spontanen Entleerung bzw. Abheben der Nekrose mit Pinzette; danach Borsalbe-Verbände). Dringend zu warnen ist vor Ausdrücken oder Aufstechen des reifenden Furunkels. Wichtig ist die Prophylaxe gegen

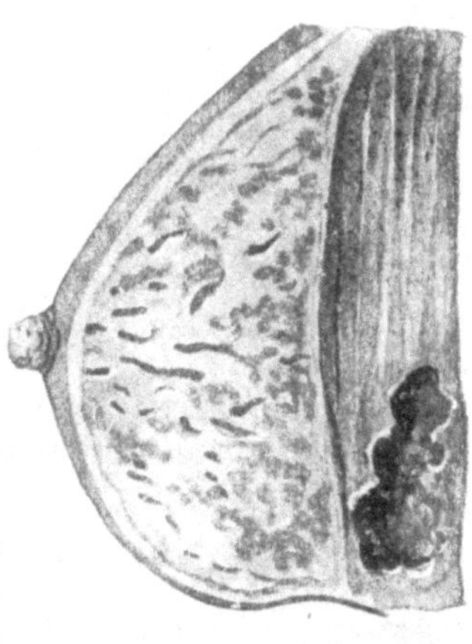
Abb. 18. Retromammärer Abszeß mit Einbruch in den Brustmuskel. — Operation von submammärer Falte aus.

Entstehung neuer Furunkel, die in der Nachbarschaft des abgeheilten, aber auch an entfernter Stelle häufig auftreten. Dazu gehört es, abgesehen von der vom Patienten durchzuführenden Reinlichkeit, bei der Behandlung dafür zu sorgen, daß die Umgebung des Furunkels in schonender Weise rasiert und gegen das eitrige Sekret geschützt ist (Zinkpaste, Präzipitatsalbe). — *Operatives Vorgehen* ist angezeigt bei Fortschreiten der Infiltration in der Umgebung des Primärherdes. Es besteht ausgedehnte Rötung ohne scharfe Abgrenzung gegen die Umgebung. Diese diffus eitrige Entzündung ist verbunden mit starken Schmerzen, Fieber, schwerem Krankheitsgefühl sowie Beteiligung der regionären Lymphdrüsen. Im Chloraethyl- oder Eunarkon-Rausch wird eine Entlastung durch Inzision, gegebenenfalls kreuzförmig, vorgenommen, wonach subjektive Erleichterung eintritt, und die Demarkation beschleunigt wird.

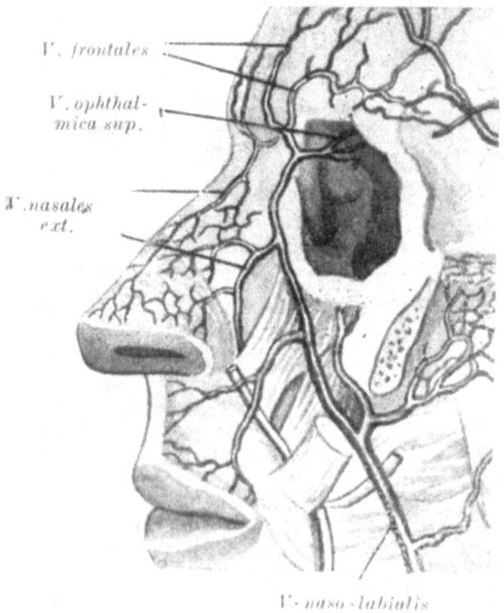

Abb. 19. Verbreitung der Gesichtsvenen.

Der *Gesichtsfurunkel* bedarf einer besonderen Besprechung, da er zu schwerenKrankheitsbildern führen kann, und die Sterblichkeitsziffer relativ hoch ist. Dies ist einmal auf das häufige Vorkommen von Gesichtsfurunkeln zurückzuführen; die Gesichtshaut ist mechanischen Einflüssen besonders ausgesetzt, so daß Staphylomykosen hier ihren Prädilektionssitz haben. Noch wesentlicher ist aber der besondere anatomische Bau dieses Gebietes. Das subkutane Fettgewebe fehlt, und die Muskulatur setzt sich direkt an die Haut an. Das Venennetz liegt unmittelbar unter der Haut und besitzt zahlreiche Verbindungen mit den Venen der Gehirnbasis. Der letale Ausgang wird fast ausnahmslos hervorgerufen durch Verschleppung von Infektionskeimen, durch die V. angularis nach der V. ophtalmica, die in den Sinus cavernosus mündet. Es entsteht so Sinusthrombose, Meningitis, Pyämie. Auch metastatische Lungenkomplikationen werden beobachtet. Diese Gefahr der Thrombophlebitis bedingt stets *Zurückhaltung für operative Eingriffe;* bei einer Inzision wird gesundes Gewebe eröffnet, und die Staphylokokken können so in Venenlumina hineingeimpft werden (s. Abb. 19 u. 20). Aus diesem Grunde ist in allen leichten und mittelschweren Fällen die konservative Behandlung (Rotlichtbestrahlung, indifferente Salbenbehandlung) zu empfehlen, die auch zahlenmäßig die besseren Ergebnisse hat, während die operative nur in schweren Fällen Anwendung finden soll, bei denen die konservativen Methoden versagen.

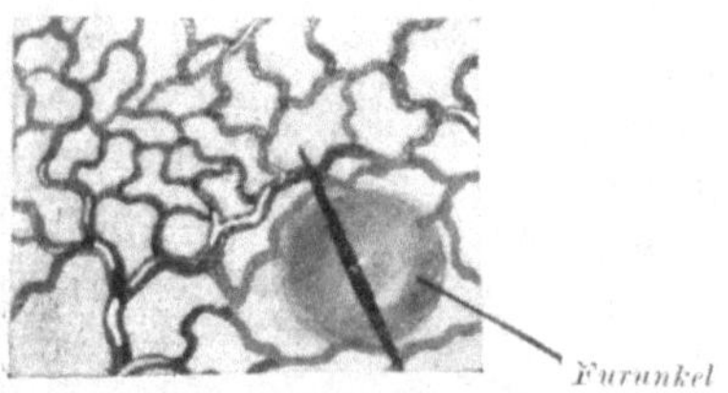

Abb. 20. Eröffnung der Venen bei Inzision eines Gesichtsfurunkels.

Bei den leichteren Fällen, die meist ohne ärztliche Hilfe ausheilen, kommt es zu einem Ausstoßen des Eiterpfropfes, wonach noch einige Zeit ein Infiltrat fühlbar ist. Ungünstig ist die *Lokalisation an der Oberlippe* (malignes Oedem). Mechanische Reinigung ist hier besonders gefährlich, da der Prozeß rasch progedient zu werden pflegt. Aber auch ohne äußere Ursache kommt es nicht selten zu einer plötzlich auftretenden Komplikation mit Allgemeinerscheinungen. Als Vorbote tritt Frösteln auf; dann tritt Fieber ein mit Schüttelfrost, Brechreiz, starken Kopfschmerzen. Der Kranke wird soporös. In der Umgebung des Herdes besteht ein ausgedehntes kollaterales Oedem, das sich zum inneren Augenwinkel fortsetzt. Die Oberfläche des geschwulstartig hervortretenden Furunkels an der Oberlippe ist von zahlreichen Eiterpünktchen durchsetzt. Bisweilen sind die vom Furunkel ausgehenden Venen als dicke Stränge zu fühlen, was die Prognose erheblich verschlechtert. Ein Exophthalmus läßt auf Sinusthrombose schließen, die fast immer tödlich endet.

Dieser akute Verlauf bringt es mit sich, daß viele Fälle erst in ärztliche Behandlung gelangen, wenn der schicksalsmäßige Verlauf nicht mehr aufzuhalten ist. Um so mehr verpflichtet es aber, die richtigen Maßnahmen zu treffen und die bestehende Gefahr nicht zu verkennen. Man soll zunächst versuchen, mit *konservativer Behandlung* zum Ziele zu gelangen, die naturgemäß stets individuell erfolgen muß. Diese besteht in vorsichtiger Abhebung der Eiterkuppe und hyperaemisierender Behandlung. Heiße Umschläge auf das infiltrierte Gebiet sind zweckmäßig und meist wohltuend. Die Haut wird durch dünnes Auftragen von Vaseline geschützt. Die Temperatur der Umschläge muß so gehalten sein, daß sie von dem Kranken ohne Belästigung vertragen wird. Wenn das regelmäßige Wechseln der Umschläge nicht durchzuführen ist oder dem Kranken Unannehmlichkeiten bereitet, so empfiehlt sich die Anwendung von Brei-Umschlägen zur Erreichung einer dauernden Wärmewirkung; auch durch Bestrahlung mit Solluxlampe wird vielfach die Einschmelzung des Herdes begünstigt. Kurzwellentherapie und Röntgenbestrahlung erweisen sich infolge der tiefer gehenden Wärmewirkung als erfolgreich; bei der ersteren Methode macht sich jedoch der Mangel der Dosierbarkeit störend geltend. Alle diese Behandlungsverfahren haben das Ziel, den Durchbruch des Eiters zu beschleunigen. Sie erfordern selbstverständlich eine absolute Ruhigstellung (Bettruhe, flüssige Kost, Verbot digitaler Reizung des Herdes, Sprech- und Kauverbot, Stuhlregelung).

Bei bösartigem Verlauf des Gesichtsfurunkels kann noch ein Versuch gemacht werden mit Eigenblutumspritzung (30—90 ccm Blut werden mit einer dicken Nadel in das umgebende gesunde Gewebe injiziert). Je nach Schwere des Falles ist bisweilen eine *operative Behandlung* angezeigt, wobei zu berücksichtigen ist, daß es sich hierbei *nicht um einen harmlosen Eingriff handelt*. Örtliche Betäubung ist kontraindiziert; vielmehr ist Chlorathyl-Rausch oder Äther-Narkose ratsam. Der Einschnitt in den Entzündungsherd unter genauester Schonung der oedematösen gesunden Umgebung muß erfolgen ohne Druckwirkung, wobei an der Wange der Gesichtsnerv zu schonen ist (Schnittführung parallel zum Nerven). Der entlastende Einfluß auf das entzündete Gewebe wird auch erzielt durch multiple Stich-Inzisionen mit dem Glüheisen in Eunarkon-Narkose. Wesentlich ist, daß alle unnötigen mechanischen Insulte vermieden werden; zur Drainage werden eingefettete Gazetampons benutzt, deren Entfernung ebenfalls wieder so vorsichtig wie möglich unter Anwendung von Wasserstoffsuperoxyd zu erfolgen hat. Der Verband muß fest sitzen, ohne zu drücken (Mastisol-, Schleuderverband). Daß Operation und Verbandwechsel unter strenger Asepsis erfolgen müssen, ist selbstverständlich; eine anschließende Erysipel-Infektion könnte sich verhängnisvoll auswirken.

Der *Nasenfurunkel* weist gewisse Merkmale auf, die ihn aus der Reihe der Gesichtsfurunkel herausheben. Insbesondere lehrt die Erfahrung, daß die *Prognose des Furunkels sich verschlechtert, je näher er der Mittellinie des Gesichtes lokalisiert ist.* Von rhinologischer Seite (J. MEYER) wird darauf hingewiesen, daß von den 3 Lokalisationen (Nasenspitze, -flügel, -eingang) der Nasenflügel die gefährdetste Stelle für das Zustandekommen der Thrombose des Sinus cavernosus darstellt. Die Mortalität wird beim Nasenfurunkel auf 2,9% bis 8,2% angegeben. Die *konservative Behandlungsart* ist auch hier überlegen. Neben der Ausschaltung aller Reize und absoluter Ruhigstellung des Erkrankten spielt die Wärmeanwendung eine wichtige Rolle (feuchtwarme Umschläge, Solluxlampe, Thermophor). Bei protahiertem Verlauf sind von operativen Maßnahmen diejenigen am Platze, die am schonendsten vorgehen. Sobald eine Erweichung der zentralen Borke des Furunkels eingetreten ist, empfiehlt es sich, diese vorsichtig abzuheben. Eine Stichinzision bringt bisweilen eine wohltuende Entspannung, während die Exzision nur bei weiter vorgeschrittenen Furunkeln angezeigt ist. Bei schwerem Verlauf ist dringend Bettruhe anzuraten sowie eine Steigerung der natürlichen Abwehrkräfte anzustreben. Hierfür bewähren sich intramuskuläre Injektionen von Omnadin. Bei lebensbedrohlicher Komplikation wird chirurgischerseits die Ligatur der abführenden Venen empfohlen, um der Ausbreitung der Infektion über die V. angularis ophthalmica zum Sinus cavernosus vorzubeugen. Diese Maßnahme, rechtzeitig durchgeführt, hat nach dem Schrifttum vielfach den letalen Ausgang verhindert.

Als ernste Erkrankung ist stets der *Karbunkel* zu beurteilen, der seinen Sitz häufig im Nacken hat. Gegen die Annahme eines Konglomeratfurunkels wird geltend gemacht, daß das Fortschreiten des Karbunkels sich in tieferen Schichten als denjenigen der Follikel abspielt, und ferner, daß bisweilen mehrere Furunkel dicht beieinander stehen, ohne daß das typische Bild dieser Erkrankungsform vorliegt. Wesentlich ist die progrediente Nekrose mit herdförmiger Einschmelzung (UNNA, MELCHIOR).

Bei jedem größeren Karbunkel ist auf Zucker zu untersuchen, da die Behandlung stets eine operative ist und *beim Diabetiker Vorsicht geboten ist.* In diesem Falle empfiehlt es sich, durch Verabfolgung von 50 bis 100 g Na. bicarbon, sowie Insulin einer Azetonurie bzw. dem Coma diabeticum vorzubeugen.

Bei Diabetes besteht eine erhebliche *Empfindlichkeit gegen Narkotika* durch herabgesetzte Widerstandsfähigkeit der Organe und Gefahr einer akuten Säurevergiftung. Bei Durchführung der Schmerzbetäubung ist daher besondere Vorsicht angezeigt. Durch Chloroform und größere Mengen von Äther wird, wie aus den Veränderungen des Zuckerspiegels im Blute sich ergibt, der Gesamtzustand verschlechtert. Es ist daher dem Verfahren der lokalen Betäubung der Vorzug zu geben.

Für die *Behandlungsart* maßgebend ist die Form des Karbunkels. Bei der oberflächlichen, weniger bösartigen kann durch konservative Maßnahmen Ausheilung erzielt werden. Dagegen erfordert der tiefgelegene, zur Metastasenbildung neigende Karbunkel ausgiebige *operative Freilegung.* Der Grad der Bösartigkeit läßt sich durch das Blutbild erkennen; je höher die Zahl der stabkernigen weißen Blutkörperchen, um so dringender ist die Operationsindikation.

Wenn bis zum Ausreifen eines Karbunkels konservativ vorgegangen wird, so muß bei Anwendung von feuchten Umschlägen die umgebende Haut durch Salbenaufstrich geschützt werden, um Mazeration derselben zu vermeiden. Heiße Breiumschläge, Ichthyolsalbe, Alkoholdunstverbände eignen sich, um die Lokalisation des Eiterherdes zu beschleunigen. Ferner bewährt sich die Anwendung von Sauggläsern; hierbei soll in den Gummiballon nur eine kleine Delle eingedrückt und die Einwirkung 5 Minuten unterhalten werden. — Das Allgemeinbefinden ist meist erheblich gestört; aus dem Blutbild ist der Grad der Bösartigkeit ersichtlich; besonders die erhöhte Zahl der „Stabkernigen" spricht für schwere Infektion. In diesen Fällen muß operativ eingegriffen werden, wodurch meist eine schlagartige Besserung erzielt wird. Die Inzision muß bis auf die Muskelfaszie geführt werden, beim Nackenkarbunkel bisweilen in erhebliche Tiefe. Bei kleinen Karbunkeln wendet man einen Kreuzschnitt an, der allerdings kosmetisch ungünstige Narben hinterläßt, bei größeren mehrere quere Inzisionen (s. Abb. 21). Es werden auch parallel gerichtete Längsinzisionen empfohlen, die möglichst in der Spaltrichtung der Haut geführt werden. Von einer Exzision des Karbunkels ist abzuraten, da sie zu eingreifend ist. — Nach Zurückpräparieren der Hautlappen wird das eitrig infiltrierte Gewebe exzidiert. Die Blutung läßt sich meist durch Tamponade stillen, oder man muß spritzende Gefäße am Rande unterbinden bzw. umstechen. Bei Taschenbildungen müssen Gegeninzisionen angelegt werden. Die Wundhöhle wird mit Gazestreifen locker ausgefüllt. Diese Tamponade bleibt bei dem ersten Verbandwechsel liegen; nach einigen Tagen ist sie leicht zu entfernen. Die noch an der Wundfläche haftenden Nekrosen werden mit der Schere entfernt. Danach setzt man die Wundbehandlung mit Salbenlappen fort.

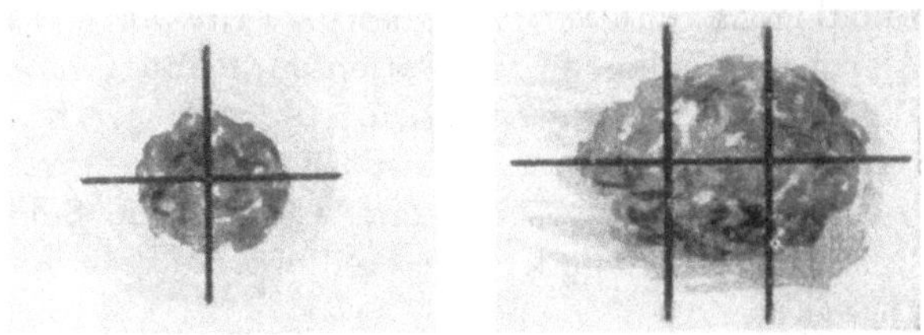

Abb. 21. Schnittführung bei Karbunkel:
a) kleineres b) größeres

Von manchen Seiten wird über gute Erfahrungen berichtet bei dem *Ausbrennen mit dem Glüheisen.* Dabei wird der glühende Lötkolben von der Mitte des Karbunkels nach allen Richtungen und in die Tiefe vorgeschoben, bis hart an die Grenze des gesunden Gewebes. Blutungsgefahr besteht wegen der Koagulationswirkung nicht.

Die *Behandlung des Panaritium* bringt für den beschäftigten Praktiker eine erhebliche zeitliche Beanspruchung mit sich; sie gehört aber zu den wichtigsten seiner operativen Maßnahmen, zumal nach neueren Feststellungen drei Viertel aller Verletzungen Hand und Finger betreffen. Jeder Arzt muß dabei von dem Grundsatz beherrscht sein, den ersten Eingriff so gründlich zu gestalten, daß keine Nachoperation nötig ist, und daß Komplikation eines P. tendinosum ausgeschaltet wird. Die zuerst vorgenommene Behandlungsart ist nicht nur für den Verlauf des lokalen Erkrankungsherdes, sondern meist auch für das Schicksal der Hand entscheidend.

Die zweckmäßige Behandlung bedingt als Voraussetzung die Anwendung ausreichender *Betäubung*. Das immer wieder beobachtete Verfahren, den Herd in Vereisung durch Chloräthyl-Spray zu inzidieren, bis Eiter hervorquillt, und die Nachbehandlung mit feuchten Verbänden und Seifenbädern durchzuführen, ist unzulänglich und kann verhängnisvolle Folgen mit sich bringen. Es wird dadurch wohl eine Entlastung an der Oberfläche geschaffen, aber in der Tiefe geht die phlegmonös-eitrige Entzündung weiter. Der erreichte Erfolg ist nur vorübergehend, und der Patient muß sich weiter quälen. Demgegenüber schafft die sachgemäße chirurgische Behandlung nicht nur spontane Beseitigung der Schmerzen, sondern sie ist auch im Endergebnis für Patient und Arzt äußerst dankbar.

Für die Durchführung der *Operation* ist die Anwendung des Rauschzustandes mit Chloräthyl unerläßlich, der notfalls in Äthernarkose übergeleitet werden kann, oder Evipan. Bei der Inzision ist schichtweises Präparieren angezeigt, wobei die Wundränder durch Häkchen auseinandergehalten werden, deren Zinken stumpf abgeschliffen sind und etwa 3 mm Abstand haben; scharfe Häkchen sind nicht zu verwenden, weil Sehnenscheide und Gelenkkapsel leicht angerissen werden, zumal man häufig auf Laienassistenz angewiesen ist. Nur durch diese, durch Abwehrbewegungen des Patienten nicht gestörte, gründliche Besichtigung der Wundfläche ist es möglich, die eitrige Infiltration abzugrenzen und den tiefsten Punkt des Infektionsherdes zu erreichen. Ebenso wird man davor bewahrt, zu tief zu schneiden, wodurch die Sehnenscheide infiziert werden kann. Der Nekroseherd hat meist Keilform und ist von dem gesunden Gewebe deutlich abgesetzt.

Bei stärkerem Anziehen der Häkchen ist man oft erstaunt, wie tief die Spitze des Keils in das Gewebe hineinreicht, auch wo man äußerlich nur einen ganz oberflächlichen Herd vermutet. Diese Keilspitze muß unbedingt freigelegt werden; so weit muß der Schnitt vertieft werden. Dann läßt sich der ganze Eiterbezirk herausschneiden; die Wundhöhle wird mit einem mit Salbe bestrichenen Gazestreifen locker ausgefüllt. Feste Tamponade ist stets zu vermeiden.

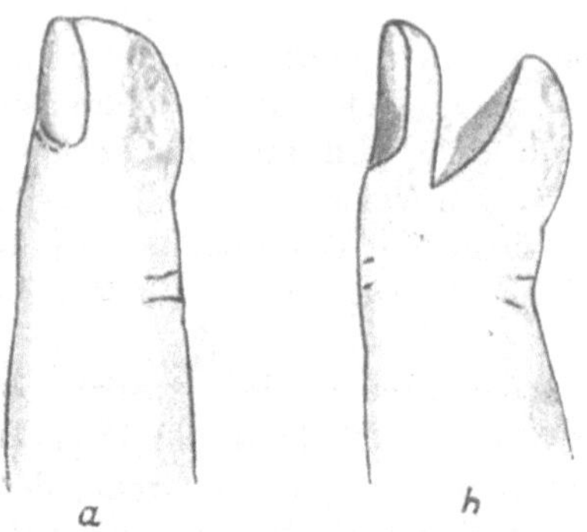

Abb. 22. Panaritium ossale. (Inzision vom Nagelrand entlang).

Bei den Fällen, die im weiteren Verlauf eine fortgesetzte Eiterabsonderung zeigen, muß mit dem Übergang der eitrigen Entzündung auf den Knochen gerechnet werden. Dieser verfällt nach Ablösung des Periosts der Nekrose. Bei Zunahme der Weichteilschwellung ist daher immer eine Röntgenaufnahme des Fingers zu empfehlen. Diese läßt das Übergreifen auf den Knochen, das *ossale Panaritium,* frühzeitig erkennen, das bei der am häufigsten vorkommenden Lokalisation am Endglied eine andere Schnittführung erfordert (s. Abb. 22). Sie erfolgt halbmondförmig und quer zur Längsachse. Nach Aufklappen der Kuppe wird der Schnitt so weit vertieft, bis der Knochen freiliegt, und der nekrotische, in Granulationen eingebettete Teil wird mit Knochenzange entfernt. Durch diese rechtzeitige operative Behandlung läßt sich einer ausgedehnteren Sequestrierung vorbeugen. Liegt der Knochen im Granulationsgewebe frei, so wird der gelöste Teil mit der LUERschen Zange abgekniffen, bei größerer Ausdehnung wird das sequestrierte Knochenstück entfernt.

Bei eitriger Gelenkentzündung (*Panaritium articulare*), die bei infizierter Stichverletzung häufig vorkommt, ist zunächst immer konservative Behandlung zu empfehlen (Schienenverband, Bäderbehandlung, Stauung). Es gelingt hierbei meist, die Funktion des Gelenkes zu erhalten. Schreitet die Infektion weiter fort, so erfolgt Eröffnung des Gelenkes durch seitliche Inzisionen. Der infizierte Knorpel wird entfernt, da dieser sonst lange Zeit die Eiterung unterhält. Es erfolgt dann Tamponade und Schienenverband. Die Ausheilung erfolgt mit knöcherner Versteifung des Gelenkes.

Die schwerste Form stellt die *Sehnenscheidenphlegmone* dar. Sie tritt als Komplikation des Panaritium subcutaneum häufiger auf als das Panaritium ossale oder articulare. Ihre Behandlung gehört zu den schwersten und verantwortlichsten Aufgaben und läßt sich ambulant ohne Gefährdung des betroffenen Gliedabschnittes und der Gesundheit des Patienten häufig nicht durchführen.

Die Anzeichen der eitrigen Sehnenscheidenentzündung sind anhaltender Schmerz, Beugestellung der Finger sowie Schwellung und Rötung der Streckseite bzw. des Handrückens. Ferner ist die Druckschmerzhaftigkeit über der ganzen Sehnenscheide eindeutig. Da die Sehnenscheiden der Beugesehnen des Daumens und Kleinfingers in Verbindung stehen, so kommt es hier leicht zu der gefährlichen *V-Phlegmone*. Wegen des Zusammenhanges mit den Sehnenscheiden der Handgelenkbeuger besteht die Gefahr weiterer Ausbreitung am Vorderarm (infektiöse Metastasierung). — Für die *operative Behandlung* wurde die Frage der Schnittführung häufig erörtert, ausgehend von der Erfahrung, daß bei Längsinzision die Sehne der Nekrose anheimfällt. Es empfiehlt sich, die Schnitte zur Eröffnung der Sehnenscheide seitlich anzulegen, um die Austrocknung der Sehne durch die bedeckende Haut zu verhindern. Auch Querschnitte in der Höhe der Beugefalten werden empfohlen. Im allgemeinen erfordert jeder Einzelfall besonderes Vorgehen je nach der Ausdehnung der Sehnenscheidenentzündung. Es gelingt selten, die Sehne funktionstüchtig zu erhalten; meist kommt es zu Versteifung des Fingers in Beuge-Zwangsstellung. Die Abstoßung der abgestorbenen Sehne (s. Abb. 23) dauert meist längere Zeit. In vielen Fällen wird man sich daher entschließen, den Finger oder einzelne seiner Glieder rechtzeitig zu opfern, da der versteifte Finger späterhin den Gebrauch der Hand behindert. Gleichzeitige örtliche Behandlung mit Penicillin bewirkt erhebliche Abkürzung der Behandlungsdauer, Vermeiden der weiteren Ausbreitung der Infektion und Wiederherstellung der Funktion (auch in überwiegender Mehrzahl bei P. ossale und articulare).

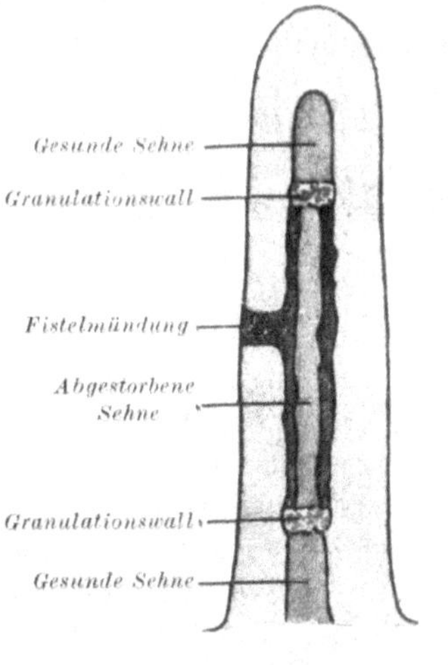

Abb. 23.
Sehnen-Sequester („Wurm").

Einen milderen Verlauf nimmt der bakterielle Einbruch in die Lymphbahnen.

Die eintretende Abwehrentzündung macht sich geltend in Verdickung der ableitenden Lymphgefäße mit der charakteristischen streifenförmigen Rötung der Haut.

Bei der Behandlung der *Lymphangitis und Lymphadenitis* muß stets der primäre Herd versorgt werden; im übrigen erfolgt Ruhigstellung mit feuchtem Umschlag. Die Drüsenentzündung bildet sich meist spontan zurück; vor einer frühzeitigen Inzision ist dringend zu warnen. Wenn es beim Übergang der serösen in eitrige Entzündung zur Ausbildung eines lymphangitischen Abszesses kommt, so ist dieser wegen seiner oberflächlichen Lage durch rechtzeitige Inzision leicht zu beherrschen. Bei der abszedierenden Lymphadenitis handelt es sich meist um einen tiefgelegenen Herd, der nach Spaltung der Haut durch stumpf vordringende Kornzange eröffnet und drainiert wird. Es besteht hierbei die Gefahr einer fortschreitenden Phlegmone mit bretthaiter druckschmerzhafter Schwellung und Allgemeinerscheinungen. In diesen Fällen ist rechtzeitige breite Inzision unerläßlich, um einer gefahrbringenden Ausbreitung vorzubeugen (z. B. von der Achselhöhle nach dem Subpectoral-, am Hals nach dem Mediastinalraum).

Das *Erysipel* ist eine durch haemolytische Streptokokken hervorgerufene Entzündung der oberflächlichen Coriumschichten der Haut, die sich auf dem Lymphwege ausbreitet. Am häufigsten ist die ektogene Entstehungsform; diese kommt nach Verletzungs- und Operationswunden sowie bei Epitheldefekten der Haut und Schleimhaut vor, in letzterem Falle meist im Gesicht. Charakteristisch ist der akute Beginn mit plötzlichem Temperaturanstieg, Schüttelfrost und gleichzeitigem Auftreten der scharf abgegrenzten Hautrötung; diese verbreitet sich in unregelmäßigen Schüben. An den Augenlidern und an den äußeren Geschlechtsteilen bildet sich ein starkes Oedem. Man unterscheidet eine eitrige und nicht eitrige Form; bei ersterer besteht *Neigung zu Metastasen und Thrombophlebitis*. Die regionären Lymphdrüsen sind regelmäßig an schmerzhaften Anschwellungen beteiligt. Bisweilen entsteht Blasenbildung wie bei Erfrierung oder Verbrennung (E. bullosum). In den meisten Fällen kommt die Erkrankung nach 6 bis 10 Tagen zur Ausheilung. Die seltenere Form des *Erysipelas migrans*, wobei bereits abgeheilte Partien wieder befallen werden, dauert in der Regel mehrere Wochen. Nicht selten bleibt eine Disposition zu Rezidiven zurück, infolge langdauernder örtlicher Überempfindlichkeit gegen mechanische Reize (habituelles E.). Die *Frognose* ist im allgemeinen günstig. Eine Gefahr besteht im Säuglingsalter; der Ausgangspunkt ist hier meist die Nabelwunde. Wegen mangelnder Antikörperbildung tritt häufig Sepsis ein. Bei Erwachsenen ist prognostisch ungünstig das *E. necroticans*, das meist bei Diabetikern oder Menschen mit herabgesetztem Allgemeinzustand sowie im Greisenalter beobachtet wird. Ebenso bestehen Gefahren bei einigen besonderen Lokalisationen; z. B. besteht beim *Gesichtserysipel* die Möglichkeit des Übergreifens der Infektion auf die Hirnhäute.

Trotz der überaus zahlreich angegebenen *Behandlungsmethoden* ist eine sicher wirkende noch nicht festgestellt. Das Antistreptokokkenserum, auf das man große Erwartungen setzte, hat diese leider nicht erfüllt. Neuerdings werden bei Prontosil-Anwendung gute Ergebnisse berichtet; allerdings erstreckt sich die Wirkung nicht auf die Beeinflussung des Primärherdes, sondern auf Sepsisverhütung. Man verabfolgt täglich 3—6 Tabletten oder 5 ccm intramuskulär. Das Ziel der örtlichen

Behandlung ist die Bekämpfung des schmerzhaften Spannungsgefühls. Man verwendet Salbenverbände oder feuchte Umschläge mit Borwasser, Phenolkampfer, 10%ige Höllensteinlösung. Die „Abriegelung" des Rosebezirkes durch Umspritzung mit Rivanol-Novokainlösung ist unsicher und führt häufig zu nachteiliger Gewebsinfiltration. Von der Röntgenbestrahlung wird von manchen Seiten Besserung des Allgemeinzustandes und günstiger Einfluß auf die lokalen Erscheinungen berichtet; noch günstiger sollen die Erfolge durch Quarzlichtanwendung sein. Die Allgemeinbehandlung besteht in Maßnahmen zur Bekämpfung der Herz- und Kreislaufschwäche.

Die eitrigen Fälle (*Erysipelas phlegmonosum*), die nicht selten mit einer Hautnekrose einhergehen, sind nach den allgemeinen Grundsätzen bei Wundinfektion zu behandeln.

Die Möglichkeit der Infektionsgefahr ist bei Wundrose naturgemäß nicht erheblich. Es ist aber zu beachten, daß Wundsekret sowie Inhalt der Blasen sehr infektiös sind, und der Verbandwechsel daher stets sorgsam erfolgen muß, um einer Übertragung durch Instrumente oder Verbandstoffe vorzubeugen.

c) Chemotherapie und Antibiotica

Die Verhütung einer Wundinfektion ist oberster Grundsatz der praktischen Chirurgie. Zu der modernen chirurgischen Wundbehandlung gehört ferner die Heranziehung chemotherapeutischer Maßnahmen. Die Einführung der *Sulfonamide* stellt eine wertvolle Bereicherung unseres therapeutischen Rüstzeuges dar. Die Anwendung kann örtlich in Puderform erfolgen oder allgemein durch orale, intramuskuläre oder intravenöse Applikation. Die Entdeckung und Ausnutzung des *Penicillins* stellt einen überragenden Fortschritt dar, und die jetzigen Erfahrungsergebnisse lassen weitere Erfolge erwarten; es wurde vielfach schon über Beobachtungen an Fällen mit lebensrettender Wirkung berichtet.

Durch die Zusammenarbeit von Medizin und Chemie wurden im Jahre 1932 die ersten bei bakteriellen Infektionen wirksamen Sulfonamide entdeckt (Domagk). Seitdem wurde eine Fülle von den Präparaten praktisch erprobt, und die Beobachtungsergebnisse sind in einer großen Zahl von Berichten niedergelegt. Es ist aber unverkennbar, daß vielfach, wie es bei neuen, Erfolg versprechenden Mitteln häufig vorkommt, eine kritische Bearbeitung und Auswertung vermißt wird. „Was man zu sehen wünscht, das sieht man, und das findet man auch durch bewußt oder unbewußt bereinigte Statistiken erwiesen" (Kirschner).

Es ist nachdrücklich festzustellen, daß durch die Einführung der Sulfonamide die *Grundsätze unseres chirurgischen Handelns bei bakteriellen Infektionen nicht erschüttert* werden. Es wäre ein folgenschwerer Irrtum, anzunehmen, daß die alleinige Chemotherapie bei Wundinfektionen möglich wäre. Vielmehr ist dringend davor zu warnen, durch ihre Anwendung sowie auch die des Penicillins die Indikation zum chirurgischen Eingreifen auch nur eine Stunde hinauszuschieben. Die Abwehrkraft gegen eine Infektion wird in erster Linie durch chirurgische Therapie erhöht. Als zusätzliche Maßnahmen haben Sulfonamide und Penicillin ihre Berechtigung und müssen selbstverständlich herangezogen werden. Es ist aber noch eine jahrelange Beobachtungszeit nötig, um festzustellen, wie der Verlauf einer Streptokokkeninfektion durch chemische oder bei Staphylokokken antibiotische Mittel verbessert wird. „Der endgültigen Wahrheit, die uns die weitere praktische Auswirkung der neuen Therapie auch in der Chirurgie bringen wird, werden sich Forscher und Kliniker beugen.“ (DOMAGK).

Die Verwendung von *Prontalbin-Marfanil-Puder* durch Einstreuen in eiternde Wunden bewährt sich in vielen Fällen. Auch in dem *Cibazol-Eleudron* ist ein wirksames Wundantisepticum gefunden. Von anderen Mitteln ergaben die Beobachtungen Resistenz gegen einige Erreger und geringe therapeutische Breite. Neuerdings werden auch gute Erfolge berichtet mit *Supronal*, das gut verträglich ist und auch bei richtiger Dosierung sich bei schweren Mischinfektionen als günstig erweist. — Bei allen Mitteln müssen noch weitere Erfahrungen über Indikation und Dosierbarkeit gesammelt werden; die bisherigen Versuche lassen die Hoffnung berechtigt erscheinen, daß diese Form der Chemotherapie den durch chirurgische Maßnahmen festgelegten Kampf gegen bakterielle Infektionen in wertvoller Weise unterstützen wird. Das aus Schimmelpilzkulturen hergestellte *Penicillin*, das wir der Forschungsarbeit von FLEMMING verdanken, wird seit 1943 therapeutisch ausgewertet. Die biologischen Merkmale desselben liegen darin, daß es mehr bakteriostatisch, also die Teilung der Bakterien hindernd, als bakterientötend wirkt (HELLNER). Die Wirkung auf grampositive Eitererreger ist erheblich. Für die allgemeine Indikationsstellung ist naturgemäß der Nachweis des Erregers wichtig. v. OEYNHAUSEN weist darauf hin, daß die Erreger, mit denen wir es in der Chirurgie zu tun haben, in ihrer Empfindlichkeit gegen Penicillin nicht festliegen. Diese ist schwankend und kann während einer Penicillinbehandlung gesteigert werden, sodaß scheinbare Versager nach Absetzen des Mittels auftreten können. Es ist daher notwendig, sich damit vertraut zu machen, bei welchen Stämmen und Bakterien das Penicillin unwirksam ist. Die Dosierung muß genau festgelegt sein. Im allgemeinen wird die intramuskuläre Injektion im Abstand von 2 bis 3 Stunden bevorzugt. Bei örtlicher Anwendung (z. B. Gelenk-, Pleurahöhle, accidentelle Wunden) kann die Dosis erheblich gesteigert werden.

Die *Indikation* ist durch englische Vorschriften festgelegt und betrifft insbesondere alle Staphylokokkeninfektionen mit oder ohne Bakteriämie, ferner Gasbrand, malignes Oedem, haemolytische Streptokokkeninfektion, Puerperalsepsis, Pneumokokkeninfektionen sowie Komplikationen von Gonorrhoe (Arthritis, Epididymitis etc.). Die Wirksamkeit ist umstritten bei perforierter Appendizitis, Leber-Abszeß und Infektionen der Harnorgane. Kontraindikation besteht bei allen durch gramnegative Erreger hervorgerufenen Krankheiten.

Nach dem jetzigen Stande der Auswertung ist für Penicillinprophylaxe und -therapie klinische Beobachtung des Patienten notwendig, sodaß dieses überaus wichtige Mittel noch nicht für die ambulante Behandlung geeignet erscheint.

Das im Jahre 1944 entwickelte *Streptomycin ist* heute noch weniger endgültig zu beurteilen. Es wird neben einigen Infektionskrankheiten z. B. der Typhusreihe hauptsächlich bei tuberkulöser Meningitis, die verhältnismäßig oft im Verlaufe der miliaren Tuberkulose auftritt, angewandt. Es sind einige wenige Heilungen durch Streptomycin beobachtet worden, die diagnostisch frühzeitig geklärt und einer Frühbehandlung zugeführt werden konnten. Das Mittel wird 6 Monate und länger gegeben, Rezidive werden häufig beobachtet. Streptomycinresistente Bakterienstämme können durch Inkongruenz von Empfindlichkeit und Dosis überraschend schnell gezüchtet werden; man hat Erreger gesehen, denen Streptomycin integrierender Bestandteil ihrer Lebensbedingungen geworden war, und die erst zu Grunde gingen, als ihnen das Mittel entzogen wurde. Zeichen von Toxizität (Nierenschäden, Erscheinungen von seiten des Vestibularapparates usw.) wurden gesehen. Andererseits sind selbst bei beginnendem Hydrocephalus Heilungen beobachtet worden, und man stellt die Forderung auf, jedem Fall von tuberkulöser Meningitis Streptomycin zu geben, um ihm, wenn auch eine geringe, so doch die einzige Chance zu geben.

d) Spezifische Infektion

Der *Wundstarrkrampf* (Tetanus) stellt eine sehr schwere, glücklicherweise aber seltene Wundinfektion dar. Der Tetanusbazillus, der zu den Anaerobiern gehört, ist weit verbreitet, besonders in der Kulturerde von Gärten und Äckern, wohin er durch den Dung von Pferden und Rindern gelangt. Die Infektion erfolgt im Anschluß an Verletzungen, wobei an der Eintrittspforte die spezifische Infektion nicht zu erkennen ist. Das Toxin wird fortgeleitet auf dem Wege der Lymphscheiden der Nerven und verankert sich in den Ganglien der motorischen Zentren des Rückenmarkes und der Medulla oblongata. Die Inkubationszeit ist sehr verschieden und schwankt zwischen 1 und 2 Wochen. Es werden auch Fälle beobachtet, wo nach Monaten oder Jahren (z. B. im Anschluß an Splitterentfernung) die Krankheit zum Ausbruch kommt (*Spättetanus*).

Das klinische Bild wird beherrscht durch tonische Muskelstarre, die meist an der Kiefermuskulatur beginnt und zu der schmerzhaften Kiefersperre (*Trismus*) führt. Bald werden Nacken- und Rumpfmuskulatur ergriffen. Das Überwiegen der Streckmuskulatur ruft eine Lordosierung des Stammes hervor (Opisthotonus). Klonische, schmerzhafte Krampfanfälle, die durch geringfügige Licht- und Schallreize ausgelöst werden, verbreiten sich über größere Muskelgebiete. Durch Befallen der Atemmuskulatur werden Erstickungsanfälle ausgelöst. Glottiskrampf, Bronchopneumonie und Herzlähmung sind die häufigsten Todesursachen. —

Die sicherste *Tetanusprophylaxe* ist die operative Wundversorgung, wie sie bereits ausführlich dargestellt wurde. Durch immer weitere Vervollkommnung unserer Verletzungsbehandlung setzen wir dem Auftreten des Starrkrampfes das sicherste Bollwerk entgegen. Dagegen sind die Ansichten über den Wert der *prophylaktischen Antitoxininjektion* sehr geteilt; besonders die Tatsache, daß auch trotz rechtzeitig und sachgemäß durchgeführter Injektion Erkrankungs- und Todesfälle beobachtet werden, hat in Ärztekreisen das in diese Methode gesetzte Vertrauen erschüttert. Es kommt hinzu, daß das Tetanus-Antitoxin kein harmloses Mittel ist, und die Gefahren des anaphylaktischen Schocks und der Serumkrankheit nicht unterschätzt werden dürfen. Auch in anderen Ländern ist man von dieser Art der vorbeugenden Behandlung abgekommen und hat die *aktive Immunisierung* an ihre Stelle gesetzt, und zwar mit günstigen Erfolgen. Diese ist völlig ungefährlich; es werden 3 subkutane Injektionen von Tetanustoxoid in Abständen von 3—4 Wochen gegeben. Die Wirkung der aktiven Immunisierung kann durch jährliche Injektionen von 1 ccm Toxoid dauernd verlängert werden. Ausländische Berichte über das Ergebnis bei aktiv geimpften Heeresangehörigen im Gegensatz zu nichtimmunisierten Personen sprechen mit Entschiedenheit für diese Methode. F. GLENN bezeichnet nach seinen Erfahrungen mit der aktiven Impfung Tetanus als „vermeidbare Krankheit". Auch bei uns ist wachsendes Interesse für die aktive Impfung festzustellen, zumal wir jetzt wirksame Impfstoffe besitzen (Tetanus-Adsorbat-Impfstoff der Behringwerke und Asid des Anhalt. Serum-Instituts); die Versuche hiermit verliefen sehr günstig und lassen einen ausreichenden Schutz gegen die Tetanus-Infektion erwarten. „Die aktive Immunisierung ist offenbar der passiven überlegen" (KUNTZEN).

Solange eine endgültige Klärung der Frage, ob die Serumprophylaxe Wert hat, und eine Berechtigung der allgemeinen Durchführung besteht, noch nicht erfolgt ist, muß jeder Arzt von sich aus die Entscheidung treffen. Dabei ist aber die Schwierigkeit unverkennbar, daß sich ein bestimmtes Anzeigegebiet nicht umgrenzen läßt. Es gibt kein Kriterium, um die Möglichkeit einer Tetanusinfektion auszuschließen. Jede Wunde, und keineswegs nur die erdbeschmutzte, kann Starrkrampf im Gefolge haben; auch kaum bemerkte Gewebsverletzungen können die Eintrittsstelle für Tetanusbazillen bilden. Es soll keinem Arzt verwehrt sein, die Serumprophylaxe auszuüben, wenn er von ihrem Wert überzeugt ist. Ebenso muß aber auch die Ablehnung dieser Methode durch eine große Zahl der Ärzte als berechtigt anerkannt werden, und eine Haftpflicht bei unterlassener Serumeinspritzung ist grundsätzlich auszuschalten.

Dem von MAGNUS klar formulierten Standpunkte ist durchaus beizupflichten: „Es liegt also beim praktischen Arzt eine recht große Verantwortung, wenn er sich bei einer Gelegenheitswunde für oder gegen die Immunisierung entscheiden soll. Auf keinen Fall darf ihm ein Vorwurf erwachsen, wenn er mit guten Gründen zu einer Ablehnung gekommen ist".

Bei ausgebrochenem Tetanus ist die *Prognose* um so ungünstiger, je länger die Inkubationszeit dauert; so z. B. sinkt die Sterblichkeitsziffer um etwa 50 %, wenn die Erkrankung 10 Tage nach der Verletzung ausbricht. Die *Behandlung* wird vornehmlich stationär durchzuführen sein. Zu den altbewährten Mitteln wie Morphium und Chloralhydrat sind die neuzeitlichen Narkosemittel hinzugetreten, die den Vorteil der leichteren Durchführung einer Dauernarkose bieten. Wesentlich ist, daß Serumgaben in hoher Dosis angewendet werden. Eine Bereicherung in der Tetanustherapie stellt das Tetanusanatoxin dar, von dem man nicht die hohen Dosen zu spritzen braucht, wie vom Tetanusserum (HELLNER).

Dem praktischen Arzt fällt eine hohe Verantwortung dadurch zu, daß die ersten Krankheitszeichen nicht übersehen werden, d. h. vor Auftreten des Trismus Verwechslung mit rheumatoiden Schmerzen und Muskelkontraktionen in der Nähe der Verletzungsstelle, sowie Fazialislähmung bei Kopf-Tetanus.

Die *Wunddiphtherie* befällt meist ältere granulierende Wunden und chronische Geschwüre. Charakteristisch sind fibrinöse Beläge, die äußerst hartnäckig sind und der Wunde ein graues, trockenes Aussehen verleihen. Die Diagnose läßt sich mit Sicherheit nur durch den bakteriologischen Befund stellen. Die Übertragungsmöglichkeit ist groß, da das Sekret sehr virulent ist. Die Behandlung entspricht den üblichen chirurgischen Maßnahmen. Das Heilserum hat keinen Einfluß auf den lokalen Herd; es kann nur toxischen Allgemeinschäden entgegenwirken.

Beim *Milzbrand* (Anthrax) geht die Infektion von erkrankten Tieren aus (Schafe,

Rinder, Pferde), die mit ihren Ausscheidungen die Umgebung verseuchen. Eintrittspforten bilden äußere Haut, Luftwege und Verdauungskanal. Die klassische Form ist der *Milzbrandkarbunkel* (Pustula maligna). Es bildet sich ein blaurotes Bläschen, umgeben von entzündlichem Infiltrat. Ist das Bläschen eröffnet, so bildet sich ein mißfarbener Schorf, und die gerötete Umgebung hebt sich zu einem flachen Buckel, der sich auf weite Strecken fortsetzen kann. Die zugehörigen Lymphbahnen und -drüsen zeigen schmerzhafte Anschwellung; Allgemeininfektion ist beim Menschen selten. — Die *Behandlung* ist streng konservativ durchzuführen. Die Pustel wird mit Salbenläppchen bedeckt; die Nekrosen müssen sich von selbst abstoßen. Jedes operative Eingreifen ist zu vermeiden.

Rotz (Malleus) ist eine Pferdekrankheit, für die der Mensch wenig empfänglich ist. Die Infektion erfolgt durch Nasen- und Maulschleim sowie durch Geschwüre und Hautdefekte oder vom Verdauungskanal aus. Es treten knotenförmige Infiltrate an der Haut mit Neigung zu Abszeßbildung auf; bei chronischem Verlauf erweitern sich die Primärherde zu wurmartigen Strängen, die in Geschwürsbildung ausgehen. Die Diagnose wird durch den Nachweis des Rotz-Erregers gesichert. Die Behandlung besteht in gründlicher Exzision des primären Herdes, Kauterisation des Knoten und Eröffnung der Abszesse.

Beim *Erysipeloid* ist die Identität mit der Schweinerotlaufinfektion erwiesen. Die Entstehung erfolgt beim Menschen als Wundinfektion im Gegensatz zur intestinalen Aufnahme beim Tiere. Es tritt nach Handverletzung, meist geringfügigen Stichwunden, auf, und zwar vornehmlich bei Berufsangehörigen, die mit Fleisch und Fisch umzugehen haben; in 50 % der Fälle sind in der Küche beschäftigte Personen betroffen. Ebenso wie bei Schweinerotlauf tritt die Erkrankung auch beim Menschen, vornehmlich im Sommer und Frühherbst auf, sodaß auch die Annahme einer Übertragung durch Fliegen naheliegend ist. Vom Erysipel unterscheidet sich die Entzündungsart durch das Fehlen von Allgemeinerscheinungen sowie blaurote Verfärbung an Finger und Hand, die Brennen oder Juckreiz auslöst, die aber auch fortschreitet und zu Rückfällen neigt. Beim Übergang auf den Handrücken können die Gelenke schmerzhaft anschwellen; bisweilen zeigen sich lymphangitische Streifen am Arm. Die Dauer der Erkrankung erstreckt sich auf drei Wochen. — *Differentialdiagnose*: gegenüber Erysipel und putrider Infektion ist besonders der milde Verlauf kennzeichnend. Die *Behandlung* erfolgt durch Ruhigstellung im Schienenverband, Anwendung feuchter Umschläge oder Salbenverbände. In schweren Fällen empfiehlt sich intramuskuläre Verabfolgung von 10—20 ccm Susserin. In neuerer Zeit wird auch Anwendung von Cibazol empfohlen.

Die *Wutkrankheit* (Lyssa) wird auf den Menschen durch den Biß eines wutkranken Hundes, dessen Speichel das Virus enthält, übertragen und verläuft fast stets tödlich. Wie beim Tetanus wandert das Gift auf dem Wege der Nervenbahnen zum Zentralnervensystem; aber auch auf dem Blut- und Lymphwege findet die Ausbreitung statt. Die Inkubationszeit schwankt zwischen 10 Tagen bis 2 Monaten. Neben Schmerzen in der Umgebung der Wunde kommt es zu motorischer Unruhe, schmerzhaften Schlingkrämpfen beim Versuch zu trinken, klonischen Krämpfen und Wutanfällen. Der Tod erfolgt nach 3 bis 5 Tagen durch Atemlähmung oder Herzstillstand.

Große Bedeutung hat die *Prophylaxe*. Schon bei bloßem Verdacht sind die gebissenen Personen der aktiven Immunisierung zuzuführen; je früher diese einsetzt, um so sicherer ist die Wirkung. Der Impfstoff, der das Virus selbst enthält, wird aus dem Rückenmark infizierter Kaninchen gewonnen.

e) Putride Infektion

Diese unterscheidet sich von der pyogenen Infektion dadurch, daß die befallenen Gewebspartien nicht der Nekrose, sondern der Fäulnis verfallen. Sie geht mit schwersten toxischen Allgemeinerscheinungen einher. Die Erreger gedeihen ohne Sauerstoff („Anaerobier") und bilden häufig Gas. Sehr häufig handelt es sich um Mischinfektion, besonders mit hämolytischen Streptokokken. Von den Einzelformen sind Noma und Hospitalbrand von geringerer praktischer Bedeutung, dagegen beansprucht der Gasbrand unser besonderes Interesse.

Der *Gasbrand* ist die gefürchtetste Wundinfektion. Diese spielt sich hauptsächlich in der quergestreiften Muskulatur ab. Der befallene Gliedabschnitt ist schmerzhaft trotz Fehlens akuter Entzündungserscheinungen. Die Hautfarbe ist bräunlich verfärbt und zeigt derb-ödematöse Schwellung ebenso wie das Unterhautzellgewebe. Als Ausdruck der Gasgärung ist beim Beklopfen der befallenen Partien Schachtelton festzustellen. Es tritt plötzlicher Verfall des Kranken ein: blasses Gesicht, Schweißausbruch, Puls und Atmung beschleunigt, niedriger Blutdruck, Fieber.

Aus der Wunde entleert sich trübes Sekret, vermischt mit Gasbläschen. Charakteristisch ist der faulige Geruch. Auf der Höhe der Erkrankung besteht starke motorische Unruhe. Bei fortschreitender Toxinaemie tritt schwerster Kreislaufkollaps ein, und die Kranken „verlöschen wie eine Kerze" (COENEN).

Die *Prognose* ist stets ernst, der Verlauf verschiedenartig. Bei leichteren Fällen und am Rumpf werden multiple Längsinzisionen vorgenommen sowie radikale Exzisionen aus der zerfallenden Muskulatur. Bei den Extremitäten darf man mit dem Entschluß zur Amputation nicht zögern; diese kann bei rechtzeitiger Durchführung lebensrettend sein. Selbst für das Penicillin wird von englisch-amerikanischer Seite zugegeben, daß es die Amputation bei anaeroben Infektionen nicht erspart (HELLNER). Die Versuche mit der Serumtherapie verliefen noch nicht befriedigend.

5. Verletzungen

a) Allgemeine Folgen

Der Verletzungsschock wird von Wieting gekennzeichnet als „schlagartig einsetzender völliger Zusammenbruch des Organismus in physischer wie psychischer Beziehung, ausgelöst durch und auftretend im unmittelbaren Anschluß an eine mechanische Gewalteinwirkung". Es handelt sich zweifellos um eine Störung des Zentralnervensystems, die reflektorisch zustande kommt und schwere Gefahren mit sich bringt.

Der durch traumatische Einwirkungen hervorgerufene *Schock* ist von großer chirurgischer Bedeutung. Dabei kann das auslösende Moment wie z. B. bei Bauchquetschung auch an der Peripherie angreifen; das Gleiche gilt von Thorax- und Kehlkopfkontusion. Bei Schußverletzungen sind im Gegensatz zu glatten Durchschüssen die durch grobe Geschosse oder mehrfache Treffer ausgelösten Verwundungen von schwerem Schock begleitet. Auch psychische Erregungen können von Schock begleitet sein. — Die *Erscheinungen* sind meist sehr ausgeprägt: Blässe, verfallenes Gesicht, kühle Extremitäten, Schweiß auf der Stirn. Die Atmung ist verlangsamt und oberflächlich, Puls klein. Der Kranke ist völlig apathisch, doch ist das Bewußtsein meist erhalten; es können wechselnd auch Erregungszustände eintreten. Häufig besteht Brechreiz und unwillkürlicher Urin- und Stuhlabgang. Diese Symptome können allmählich abklingen, oder es tritt unter zunehmendem Sinken der Herztätigkeit nach einigen Stunden, bisweilen auch Tagen, der Tod ein.

Demgegenüber liegt beim *Kollaps* der Schwerpunkt in einer Kreislauferlahmung mit schwerer Blutdrucksenkung. Die Übergänge zwischen beiden Zuständen sind aber häufig so fließend, daß man in vielen Fällen, z. B. bei Bauchquetschungen, zweifelhaft sein muß, ob nun Schock oder Kollaps vorliegt. Die Erscheinungen sind bekannt nach Blutverlust oder im Endstadium bei schweren Infektionen. Der Puls ist klein, Temperatur herabgesetzt, Gesicht eingefallen, das Bewußtsein meist getrübt. Erregungszustände treten häufig auf, ebenso wie Euphorie.

Für die Praxis ist diese Frage auch nicht von Bedeutung; denn die *Behandlungsart* bleibt die gleiche. Jeder operative Eingriff, außer lebensrettendem, ist im Schockzustand zu unterlassen. Neben Wärmeapplikation und Sauerstoffinhalation sind Stimulantien anzuwenden; gegen die motorische Unruhe verwendet man Morphium-Skopolamin, auch für Flüssigkeitszufuhr (intravenöse oder rektale Kochsalzinfusion) ist zu sorgen.

b) Décollement traumatique

Die Haut ist gegen stumpfe Gewalteinwirkungen widerstandsfähiger als die unter ihr liegenden Gebilde. Bei einer tangential wirkenden Gewalt (Überfahrung,

Maschinenverletzung) kann die Haut durch Ablösung von der oberflächlichen Fascie derart verschoben werden, daß sie in ihrem Zusammenhange erhalten bleibt. Diese als Décollement bekannte Verletzung findet sich mit Vorliebe an denjenigen Körperstellen, wo breite Stellen der Haut eine größere Verschieblichkeit haben, z. B. untere Extremität, Beckengegend, vordere Bauchwand.

Die *klinischen Erscheinungen* sind anfangs häufig geringfügig, da die Haut selbst unverletzt ist. Sie ist jedoch in einem größeren Bezirk blaß und gefühllos, was mit der bläulich verfärbten Umgebung kontrastiert. Allmählich tritt eine schwappende Konsistenz der abgelederten Haut ein, hervorgerufen durch ein Lymphextravasat, bisweilen mit Blutbeimengung. Die subjektiven Beschwerden sind meist gering. Es können naturgemäß Teile der abgelösten Haut nekrotisieren. Eine spontane Heilung ist dadurch erschwert, daß die Lymphergüsse meist nicht zur Resorption kommen, da die eröffneten Lymphbahnen sich schwer schließen. Es kommt daher auch nach Punktion wieder zu einem Erguß.

Die *Behandlung* erstreckt sich auf Ruhigstellung und Kompressionsverband mittels elastischer Einwickelung, später Wärmeeinwirkung. Bei großem und hartnäckigem Erguß, der durch Punktionen nicht wirksam beeinflußt werden kann, empfiehlt sich subkutane Inzision unter aseptischen Kautelen.

c) Verbrennung und Erfrierung

Die Verbrennungswunden, die durch direkte Berührung mit erhitzten Gegenständen, Gasen oder offener Flamme (Verbrennung) sowie heißen Flüssigkeiten und Wasserdampf (Verbrühung) entstehen, erfordern eine besondere Besprechung, da die Art der *ersten Hilfeleistung* für den Verlauf von größter Bedeutung ist. Diese hat so zu erfolgen, daß die spätere Behandlungsart nicht erschwert wird. Schon das Abnehmen der Kleidungsstücke erfordert Sorgfalt und schonendes Vorgehen; vor allem dürfen hierbei die Brandblasen nicht verletzt werden, wodurch die Infektionsgefahr erhöht wird. Sofern die erste Hilfe an der Unfallstelle oder an Stellen geleistet wird, wo eine aseptische Versorgung der Wunden nicht möglich ist, ist die Verwendung der Wismut-Brandbinden zu empfehlen. Diese können, was für länger dauernde Transporte wesentlich ist, mehrere Stunden liegenbleiben. Es empfiehlt sich, diese dachziegelartig anzulegen, weil dadurch beim Abnehmen die Schmerzen verringert werden. Vor der Anwendung fetthaltiger Salben ist zu warnen. Zur Schmerzstillung wird eine Injektion vom Morphium 0,02 mit Atropin 0,001 gegeben. Wo die Möglichkeit besteht, wird eine intravenöse Mischspritze von Scopolamin-Eukodal-Ephetonin (Kirschner) dargereicht, nach der die schmerzstillende Wirkung sofort einsetzt und längere Zeit andauert.

Der Grad der Verbrennung wird abgestuft als Hautrötung, Blasenbildung, Verschorfung bzw. Verkohlung.

Bei jeder ausgedehnten Verbrennung steht die *Allgemeinerkrankung* im Vordergrund, besonders in den ersten Stunden. Diese wird hervorgerufen durch Schock, Flüssigkeitsverlust, Herabsetzung der Widerstandskraft des Körpers durch den Brandschaden.

Die größte Gefahr, die dem Verletzten droht, wird durch den *Verbrennungsschock* zu Beginn hervorgerufen; die allgemeine Behandlung ist daher zuerst wichtiger als die örtliche. Der durch die Wundflächen hervorgerufene Flüssigkeitsverlust sowie der Plasmaverlust des Blutes führen zu einer erheblichen Eindickung des Blutes. Die Verhinderung der Austrocknung, d. h. Bekämpfung des Plasma- und Salzverlustes, ist daher der wichtigste Behandlungsfaktor (reichliche Flüssigkeitszufuhr, bis 5 Liter täglich, intravenöse Kochsalz-Traubenzucker-Infusion, Dauertropfinfusion). *Bluttransfusion* ist während des Stadiums der Bluteindickung, die im allgemeinen 3—4 Tage anhält, nicht berechtigt, da das übertragene Blut ebenfalls der Eindickung verfällt, und der Kreislauf zusätzlich belastet wird. Der richtige Zeitpunkt für Blutübertragung kann erst durch Zählung der roten Blutkörperchen geklärt werden. Selbstverständlich muß auch dem Zustand des Herzens und der Nieren größte Aufmerksamkeit zugewendet werden, damit rechtzeitig Herzmittel (Coffein, Coramin) und Diuretika verabfolgt werden können. Solange der Schockzustand besteht, ist vor Anwendung einer Narkose zu warnen.

Chloroform ist wegen Gefahr einer Herzschädigung zu vermeiden. Im allgemeinen ist festzustellen, daß bei schweren Verbrennungen während der ersten 4 Tage eine Lebensgefährdung besteht. Gegenüber Blutverlusten besteht bei Verbrannten eine große Empfindlichkeit. Im allgemeinen droht *Verbrennungstod*, wenn ⅓ oder ½ der Körperoberfläche verbrannt ist; bei Kindern droht auch bei geringeren Ausdehnungen Gefahr. Die Prognose ist stets ernst bei anhaltender Benommenheit, Erbrechen, Absinken der Temperatur sowie Krampfanfällen.

Für die *örtliche Behandlung* steht im Vordergrunde die Vermeidung einer Früh- und Spätinfektion durch Aufrechterhaltung der Asepsis. Es erscheint durchaus erklärlich, daß bei dem durch die Intoxikation bereits stark geschwächten Menschen eine Wundeiterung erneute Gefahr heraufbeschwören kann. Es gelten daher die allgemeinen Richtlinien: Desinfektion der Umgebung, Entfernung von Fremdkörpern und Gewebstrümmern aus dem Wundgebiet, sterile Verbände. Die noch bisweilen geübte Behandlungsmethode mit Seife und Bürsten ist als rigoroses Verfahren abzulehnen und kann durch Verstärkung der Schockwirkung gefährlich werden.

Die Frage der Behandlung der *Brandblasen* ist nicht eindeutig zu beantworten. Daß die Entfernung unzulässig wäre, wie vielfach behauptet wird, ist zweifellos nicht richtig. Man läßt zunächst die Blase bestehen, weil die Blasendecke gegen Infektion schützt; wenn die Spannung derselben zu groß wird, eröffnet man sie unter größter Asepsis, und zwar an der tiefsten Stelle. Danach erfolgt Einpudern mit antiseptischem Pulver. Es kommt immer auf die besonderen Verhältnisse des Einzelfalles an.

Bei der Auswahl der *Verbände* und beim Verbandwechsel ist vorzüglich darauf zu achten, daß dem Verletzten heftige Schmerzen erspart bleiben. Bei ausgedehnten Verletzungen empfiehlt es sich, die graduell verschiedenartigen Wundflächen mit mehreren Verbänden zu behandeln; auch bei infizierten Herden sind die Verbände zweckmäßig getrennt zu halten.

Salbenverbände bieten an sich den Vorteil eines am wenigsten schmerzhaften Verbandwechsels. Sie haben aber den Nachteil, das Wundsekret nicht genügend aufzusaugen und die Mazeration anzuregen, so daß Zersetzungsprodukte ins Blut gelangen (sekundäre Toxinämie). Die Salbenbehandlung ist daher nur für weniger ausgedehnte Verbrennungen angezeigt. Sonst bewährt sich die Anwendung trockener aseptischer Verbände wie auch mit Streupulver. Feuchte Verbände beschleunigen wirksam die Abstoßung von Gewebsnekrosen; sie haben aber den Nachteil des häufigen Verbandwechsels, was für den Kranken quälend und für den Arzt zeitraubend ist.

In den angelsächsischen Ländern wird jetzt nach einem Bericht von OLLINGER bei Verbrennungen die Anwendung eines *Druckverbandes* empfohlen, durch den der Ödembildung und dem Flüssigkeitsverlust entgegengewirkt wird. Die bedeckenden sterilen Gazeplatten werden, um ein Ankleben zu verhindern, mit sterilem, weichen Paraffin oder Lanolin bestrichen. Wenn sich keine Zeichen von Infektion einstellen, bleibt der Verband 10—14 Tage liegen. Extremitäten, für die die Druckverbandmethode nicht besonders in Frage kommt, werden geschient und hochgelagert.

Dagegen ist die früher sehr verbreitete Tanninbehandlung jetzt völlig aufgegeben, da durch klinische und experimentelle Untersuchungen festgestellt wurde, daß das Tannin von der Wundfläche aus resorbiert wird und schwere Leberschädigungen hervorrufen kann.

Die *Brandnarben* sind außerordentlich derb, netzartig von derben Strängen durchzogen und haben eine ausgesprochene Tendenz, zu schrumpfen. Dadurch entstehen häufig Kontrakturen, die die Funktion benachbarter Gelenke beeinträchtigen. Man soll daher in der Nachbehandlung von Gewebsdefekten nicht zu lange auf den Erfolg der Salbenbehandlung warten, sondern sich zu aktivem Vorgehen entschließen (THIERSCH'sche Hauttransplantation oder Lappenplastik), zumal vielfach auch die Neigung zur Bildung torpider Geschwüre im Narbengebiet beobachtet wird, die den Boden für karcinomatöse Degeneration abgeben können.

Es bewährt sich gut das von W. BRAUN angegebene Verfahren der Hautpfropfung: Epidermisläppchen werden in kleine Stückchen geschnitten, die mit Knopfsonde unter die Granulationen geschoben werden. Um diese Stellen bilden sich Epidermisinseln, die sich dann vergrößern. Daneben wird der Entstehung schrumpfender Narbenzüge dadurch entgegengewirkt, daß man Gelenke vorübergehend in Streckstellung fixiert und frühzeitig aktive und passive Bewegungen im Wasserbad durchführt.

Bei den durch *Sonneneinwirkung* hervorgerufenen Schädigungen des Organismus handelt es sich um direkte Strahlenschädigung des Gehirns (Sonnenstich) oder Störung der Wärmeregulation (Hitzschlag). Der Symptomenkomplex beim *Sonnenstich* besteht in heftigen Kopfschmerzen, Schwindel, Pulsbeschleunigung und Bewußtlosigkeit. Er kann schon nach wenigen Stunden zum Tode führen. Die Behandlung besteht in Abkühlung, kalten Übergießungen und Anwendung von Herzmitteln. Den besten Schutz gewährt geeignete Kopfbedeckung.

Der *Hitzschlag* wird hervorgerufen durch erhöhte Wärmeerzeugung (Muskelarbeit) und erschwerte Wärmeabgabe (unzweckmäßige Kleidung, Luftfeuchtigkeit). Als Vorboten stellen sich Schwindel, Angstgefühl, Übelkeit ein. Atmungsbeschleunigung, fadenförmiger Puls, Krämpfe, Bewußtlosigkeit, bisweilen Kollaps sind die klinischen Erscheinungen. — Die Erkrankten müssen an kühlem Ort gebettet und von beengenden Kleidungsstücken befreit werden. Künstliche Atmung, Herzanregung, Übergießungen und reichliche Flüssigkeitszufuhr sind angezeigt.

Die *elektrische Verbrennung* wird hervorgerufen durch Berührung mit Starkstromleitungen oder Blitzschlag; sie unterscheidet sich nicht wesentlich von der allgemeinen Form. Charakteristisch sind die meist tiefgehenden, aber schmerzlosen Nekrosen. Diese können auch noch längere Zeit nach dem Unfall eintreten und größere Gewebsabschnitte befallen. Die Eintrittsstellen des Stroms (*Strommarken*) erscheinen in verschiedener Gestalt und Ausdehnung. Sie sind lochförmig oder kreis- bzw. schraubenförmig, mit verschorften Rändern. Die entstehenden *Nekrosen* verbreitern sich keilförmig in die tiefen Gewebsschichten, dabei können Knochen und Gelenke beteiligt sein. Bei *Blitzschlag* treten häufig die sog. Blitzfiguren auf in Form von baumförmig verzweigten Streifenbildungen. Nach Abstoßung der Nekrosen zeigen die Wunden eine gute Heiltendenz. Aus diesem Grunde ist zuerst immer eine konservative Behandlung angezeigt. Diese umfaßt einfache sterile Verbände oder austrocknende Puderverbände; dagegen ist vor Anwendung feuchter Verbände oder von Bädern zu warnen. Da auch ausgedehnte Gewebszerstörungen auszuheilen pflegen, so ist eine operative Behandlung, besonders Amputation, nur selten am Platze. Elektrizitäts-Verbrennungen der Mundhöhle kommen bei Kindern vor, die aus Unkenntnis ein spannungsführendes Kabel in den Mund nehmen; die Ausheilung geht meist mit starker Narbenschrumpfung einher. Der Allgemeinzustand erfordert bei schwereren Verbrennungen Anregung von Herz- und Atmungstätigkeit. In Fällen von Scheintod ist künstliche Atmung lange Zeit durchzuführen.

Die *Röntgen- und Radium-Verbrennung* zeigt im allgemeinen eine schlechte Heilungstendenz. Auch bei leichteren Graden kommt es unter Atrophie der Haut zu Narbenbildungen. In der Umgebung treten *Gefäßsprossungen* (Teleangiektasien) auf. Das Röntgengeschwür ist stets schmerzhaft und zeigt besonders hartnäckigen Verlauf, so daß vielfach die Exzision mit plastischer Deckung des Defektes in Frage kommt. Hierbei muß weit im Gesunden operiert werden, um alles krankhaft veränderte Gewebe zu entfernen; die Deckung erfolgt je nach der Größe des Defektes durch Naht der mobilisierten Hautränder oder durch gestielte Hauttransplanlation. —

Zu den Schädigungen durch thermische Einflüsse ist an zweiter Stelle die *Erfrierung* zu rechnen. Bei dieser sind aber die anatomischen und auch physiologischen Vorgänge grundverschieden von der Verbrennung, ebenso ist der klinische Verlauf ganz anders.

Die Zeit einer starken Hitzeeinwirkung ist stark begrenzt und wird von den betreffenden Personen sofort bemerkt. Dagegen erstreckt sich eine Kälteeinwirkung auf eine wesentlich größere Zeitspanne und kommt auch den Verletzten nicht in voller Stärke zum Bewußtsein, da bereits geringe Erfrierungsgrade eine Sensibilitätsstörung mit sich bringen. Bei der Erfrierung ist ferner die Angriffsfläche nicht umschrieben, sondern vielmehr eine allgemeine. Es werden zuerst die kleinen Gefäße am Übergang zu den sogenannten Haargefäßen gelähmt, während letztere erst später erlahmen. Gefäßspasmen bei Frostschäden sind langwierig und von anhaltender Wirkung.

Kälteeinwirkung auf den Körper ruft allgemeine und örtliche Schädigungen hervor. Der Erfrierungsgrad ist abhängig von der Dauer der Einwirkung und von der Widerstandskraft des Organismus. Feuchte Kälte wirkt heftiger als trockene; ebenso wirkt Windstille abschwächend. Der *Erfrierungstod* wird ausgelöst durch die Einwirkung der Temperaturherabsetzung auf die gesamten Lebensvorgänge; er ist im allgemeinen unvermeidlich, wenn die rektal gemessene Temperatur unter 20 Grad sinkt.

Die *Allgemeinerscheinungen* bestehen in Frostgefühl und schnell zunehmender Ermüdung; Herz- und Atmungstätigkeit verlangsamen sich, der Blutdruck sinkt, auch der Stoffwechsel liegt darnieder. Zur Abwendung der Lebensgefahr ist nach den Vorschriften von CAMPBELL langsame Erwärmung angezeigt. Man bringt den Erfrorenen zunächst in ein kaltes Zimmer, das allmählich erhitzt wird, oder man verwendet ein kaltes Bad, dessen Temperatur durch Eingießen von warmem Wasser im Verlaufe einiger Stunden gesteigert wird. Daneben werden Herzstimulantien verabreicht (Coffein, Cardiazol, Kampfer, Coramin usw.) und künstliche Atmung ausgeführt. Bei eingetretenem Bewußtsein werden Kräftigungsmittel verabreicht.

Für die *örtliche Erfrierung* ist zu beachten, daß die Blutzirkulation langsam wiederkehrt. Ohren, Nase, Wangen sowie Finger und Zehen sind am häufigsten betroffen. Abreiben der befallenen Gliedabschnitte mit Schnee bringt die Gefahr der Hautinfektion mit sich; vorteilhafter ist daher das Reiben mit Wollsachen. Wichtig ist, um der Nekrose vorzubeugen, die Beseitigung der Stauung durch Hochlagerung und Fixierung. Die Wunden sind aseptisch zu behandeln; Blasen werden aseptisch abgetragen. Gegen die Schmerzen bewährt sich Auftropfen von 10%iger Novokainlösung. Später wird die Durchblutung durch Heißluftanwendung angeregt. Bei eingetretener Nekrose ist die Demarkation und Abstoßung abzuwarten und dafür zu sorgen, daß der Brand trocken bleibt durch Anwendung von Streupulver (Dermatol, Marfanil). Feuchte Verbände sind unbedingt zu vermeiden. Selten kommt es zur feuchten Gangrän, wobei eine Frühamputation angezeigt ist, um der fortschreitenden Phlegmone vorzubeugen.

d) Penetrierende Verletzungen

Bei Verletzungen der *Brusthöhle* droht Gefahr von Blutung, Asphyxie und Infektion. In jedem Falle ist die absolute Ruhigstellung des Verletzten das oberste Gebot; ein Transport kann sich verhängnisvoll auswirken. Einer Untersuchung der Wunde ist dringend zu widerraten; die Anwendung einer Sonde wäre ein schwerer Kunstfehler. Nach Desinfektion der Wundumgebung wird ein steriler Verband angelegt. Nur wenn ein spritzendes Gefäß im Wundgebiet festgestellt ist, muß man die Wunde erweitern und dann unterbinden.

Bei größeren Thoraxwunden mit *Pleuraverletzung*, ohne Beteiligung der Lungen, wird nach operativer Wundversorgung exakte Weichteilnaht vorgenommen. Bei *Lungenverletzung* kann der geschlossene Pneumothorax total oder abgekapselt sein. Offener Pneumothorax wird durch Wundabschluß in einen geschlossenen umgewandelt; angesammelte Luft wird gegebenenfalls durch BÜLAU-Drainage abgeleitet. Beim Spannungspneumothorax kann durch Einengung der Lunge und Gefäßabschnürung ein lebensgefährlicher Zustand entstehen, ebenso durch Blutung und Exsudat (zunehmende Blässe, kaum fühlbarer Puls, Bluthusten). Die Gefahr ist durch sofortiges Anlegen einer BÜLAU-Drainage (s. Abb. 24) zu bekämpfen.

Für *Lungen-Steckschüsse* lehrt die Beobachtung, daß Geschosse im Lungengewebe meist reaktionslos einheilen. Eine Indikation zur operativen Entfernung liegt vor bei Spätfolgen (Abszedierung und wiederholte Blutungen).

Tritt in den nächsten Tagen nach der Verletzung eine Verschlimmerung auf, oder bestehen Anzeichen einer verzögerten Resorption des Exsudats oder gar einer

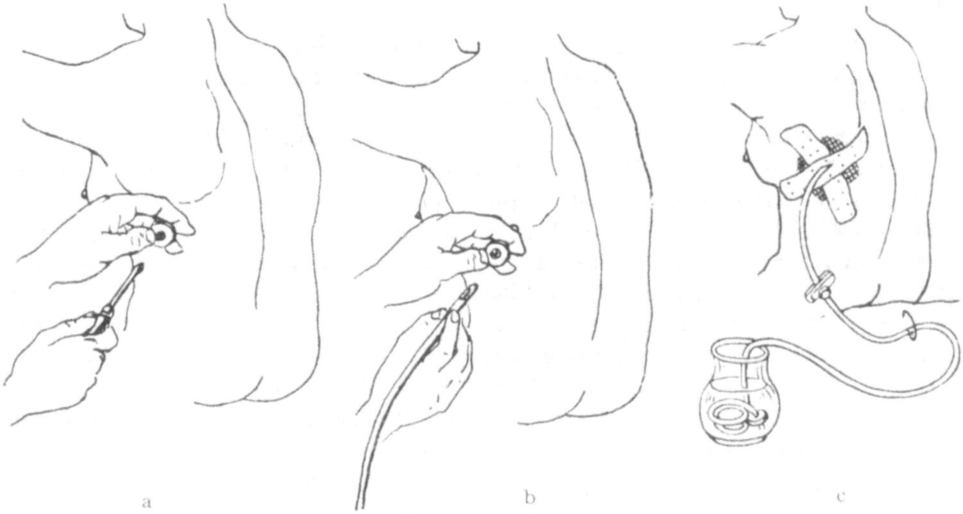

a b c

Abb. 24. BÜLAU'sche Hebedrainage (n. SONNTAG)
a) Der in die Pleurahöhle eingeführte Trokar wird herausgezogen, während seine Röhre in der Brustwand zurückgehalten wird; b) durch die liegengebliebene Hülse wird ein zunächst abgeklemmter Gummischlauch in die Pleurahöhle eingeführt und über diesen dann die Hülse herausgezogen; c) der an der Brustwand außen mit Heftpflasterstreifen befestigte Gummischlauch wird in ein am Boden stehendes Glasgefäß mit antiseptischer Flüssigkeit geleitet; außerdem Quetschhahn, Sicherheitsnadel und Bleibeschwerung

pleuralen Infektion, so ist die Probepunktion angezeigt (s. S. 19). Die Behandlung der eitrigen Pleuritis erfordert stets die Rippenresektion, die jedoch nicht beim Frühempyem indiziert ist (s. S. 20).

Es sei noch erwähnt, daß durch Lokalisation einer *Wunde in der Herzgegend* keineswegs erwiesen ist, daß auch Herz und Perikard verletzt sind. Bei *Herzschüssen* erfolgt die Blutung in den Herzbeutel oder in das Brustfell, wobei die erstere Verlaufsform günstiger ist. In manchen Fällen tritt bei konservativer Behandlung Ausheilung ein; sonst muß Operation durchgeführt werden.

Für die penetrierende Verletzung der *Bauchhöhle* wird nach den Kriegserfahrungen jetzt allgemein operative Behandlung angewendet. Wenn an einzelnen Stellen sich Angaben finden, daß auch konservative Behandlung vielfach gute Heilungsergebnisse mit sich brachte, so ist daran zu denken, daß viefach auch Streifschüsse, Steckschüsse der Bauchwand als „Bauchschüsse" gerechnet wurden. Sobald durch genaue Untersuchung der Wunde, die gegebenenfalls oberflächlich erweitert und mit Haken auseinandergezogen wird, festgestellt ist, daß es sich um eine penetrierende Verletzung handelt, ist die Laparotomie angezeigt. Die *Prognose* wird gebessert durch Schockbekämpfung mittels Bluttransfusion. Nach den kriegschirurgischen Beobachtungen bei Bauchschüssen ist die Zeit, die von der Verwundung bis zur Schockbekämpfung verstreicht, wichtiger als die bis zur Operation. — Alarmierende Zeichen sind Blässe, aufgetriebener Leib, kleiner Puls. Liegt eine Blutung vor, so muß ihre Quelle aufgesucht und unterbunden werden. Dabei kann es sich um Verletzung der Drüsenorgane handeln oder großer Gefäße sowie Zerreißung des Netzes, Mesenteriums oder einer großen Peritonealfalte. Wesentlich ist sodann die Feststellung, ob eine Perforation des Magen-Darmkanals eingetreten ist, die nach den chirurgischen Grundregeln zu behandeln ist. Die

Laparotomie bei intraperitonealer Bauchverletzung kann nur dann erfolgreich sein, wenn methodisch der ganze Darm abgesucht wird.

Dringliche Aufgaben entstehen für die ärztliche Behandlung ferner bei *perforierenden Gelenkverletzungen*. Auch hier war der Krieg unser großer Lehrmeister und brachte bald die Erkenntnis, daß länger dauernde Drainage eines Gelenkes stets zur Infektion und damit zum Funktionsausfall führt. Es wurde erkannt, daß das aussichtsreichste Verfahren in der Umwandlung der Gelenkwunde in eine subkutane besteht, wobei es nach sachgemäßer Ruhigstellung häufig gelingt, die Gelenkfunktion zu erhalten; es ist auch sorgsam zu überwachen, daß ein nachträglich in der Gelenkhöhle sich bildender Bluterguß sogleich durch Punktion entleert wird. Deshalb gilt es jetzt als Grundregel für die Behandlung frischer Gelenkverletzungen, unter strenger Asepsis die Wunde zu exzidieren, Fremdkörper zu entfernen und die Gelenkkapsel und Weichteile primär zu nähen. Kommt es doch zu einer Infektion, so kann man zuerst Punktion und Spülung der Gelenkhöhle mit Phenolkampfer oder Chloroformglyzerin versuchen.

Wesentlich für den Heilungserfolg ist stets die *absolute Ruhigstellung* verletzter Gelenke nach Durchführung der Wundversorgung; am besten bewährt sich der Gipsverband, der gegebenenfalls gefenstert angelegt wird. Auch das Penicillin stellt ein wirksames Hilfsmittel zur Bekämpfung der Gelenkinfektion dar.

Bei schwerer Infektion, Ausbildung eines *Gelenkempyems* oder einer *Kapselphlegmone*, muß aktiv vorgegangen werden, ohne Rücksicht auf die spätere Funktion des Gelenks; denn es handelt sich meist um eine lebensbedrohliche Komplikation. Man eröffnet die Gelenkhöhle zwecks Ableitung des Eiters zweckmäßig durch seitliche Inzisionen. Bei Ausbildung parartikulärer Abszesse und Verschlechterung des Allgemeinbefindens ist die Amputation angezeigt.

e) Verletzungen der Harnorgane

Die Bedeutung des *Blutharnens* ist in der Allgemeinpraxis wesentlich, da es zumeist ein alarmierendes Symptom darstellt. Zunächst ist zu klären, ob es sich wirklich um Blutbeimengung handelt; abgesehen von medikamentösen Veränderungen des Urins lehrt die Erfahrung, daß von Laien konzentrierter Urin als blutig bezeichnet wird. Blutbeimengungen kommen vor bei Nephritis, bei Kreislaufstörungen und hämorrhagischer Diathese. Daneben besteht die Trias: Stein, Tumor, Tuberkulose. Am stärksten pflegt die Blutung beim Tumor zu sein, besonders bei gutartigen (zottige Polypen). Das Auftreten von Fetzen im Urin spricht für zerfallende Geschwulst, erhöhter Harndrang bei Bewegung für Stein. Bei Prostatahypertrophie kommen Blutungen in allen Stadien vor, am häufigsten bei Kongestionen und Harnverhaltung. (s. S. 89).

Das Auftreten einer Hämaturie ist ferner ein wichtiges Symptom bei einer Verletzung an den Harnorganen. Die *männliche Harnröhre* kann verletzt werden durch Schuß, Stich, Quetschung. Die häufigste Entstehungsrusache ist Fall rittlings auf die Dammgegend, auf einen Holzzaun, Balken, Knopf des Reitsattels etc. oder Beckenfraktur durch Verschüttung, Überfahrung oder Pufferquetschung. Im ersteren Fall wird die Urethra gegen die Symphyse gedrückt und zerrissen. Bei Beckenfraktur erfolgt die Ruptur durch seitliche Kompression der Symphyse oder

Schambeine. Die häufigste instrumentelle Verletzung ist der falsche Weg bei unzweckmäßigem Katheterismus, besonders bei Benutzung starrer Instrumente. Der falsche Weg verläuft gewöhnlich in der unteren Wand. Die *Diagnose* bietet meist keine Schwierigkeiten: spontaner Blutabgang, der von der Harnentleerung unabhängig ist; ferner besteht Urindrang und Schmerzhaftigkeit bei Urinentleerung sowie Haematom in der Dammgegend. Bei unvollständiger Harnröhrenzerreißung gelingt die Einführung eines Katheters; besteht jedoch vollständige Durchtrennung oder Durchquetschung, so ist der Katheterismus erschwert oder unmöglich. Bei Abtastung mit biegsamer Sonde mit dickem Kopf kommt man an ein Hindernis; dadurch ist die Diagnose gesichert.

Die Gefahr liegt in der Störung der Harnentleerung und *Urininfiltration.* Da die umgebenden Gewebe zerquetscht und zerrissen sind, so tritt häufig schon frühzeitig eine Infektion hinzu, und es kommt zu der lebensbedrohlichen Harninfiltration.

Der Urin tritt beim Pressen in das Unterhautzellgewebe des Dammes, Hodensacks, Penis und Oberschenkels. Es entsteht eine eitrig-jauchige Zellgewebsentzündung, die schließlich auf das Beckenbindegewebe übergreift. Wenn nur ein Teil des Urins in das zerquetschte Gewebe übertritt, so bildet sich ein lokalisierter *Urinabszeß* oder eine *Urin-Phlegmone.*

Um ihre Entstehung zu verhüten, ist rasche Hilfe notwendig, die im allgemeinen Krankenhausbehandlung erfordert. In leichteren Fällen kann ein Katheterismus versucht werden, der naturgemäß unter streng aseptischen Kautelen zu erfolgen hat; es ist zweckmäßig, einen elastischen dicken Katheter zu gebrauchen, um den leicht auftretenden Krampfzustand zu überwinden. Gelingt der *Katheterismus*, so handelt es sich um eine wandständige Verletzung ohne Unterbrechung der Kontinuität der Harnröhre. Wenn dagegen der NÉLATON-Katheter an einem Hindernis zurückfedert, und wenn man nach dem Herausziehen Blut an der Spitze desselben feststellt, so muß man mit einer vollständigen Durchtrennung der Harnröhre im tiefer gelegenen Abschnitt rechnen. Dabei treten bald Krankheitszeichen stürmischer Natur hinzu (blauschwarze Verfärbung des Hodensacks bis zum Anus, Anschwellung im hinteren Dammabschnitt). Vor jedem weiteren Versuch des Katheterismus ist zu warnen. Um dem Verletzten die durch die Urinverhaltung bedingten Schmerzen zu nehmen, empfiehlt sich die *Entleerung der Blase durch Punktion* (s. S. 93). Dieser ungefährliche Eingriff genügt für den Transport zum Krankenhaus, und er verringert auch die Gefahr der Urininfiltration. Selbstverständlich handelt es sich nur um einen Notbehelf, da die Stelle der Harnröhrenzerreißung nur umgangen wird, und die Gefahr der Beckenphlegmone weiter besteht.

Die *Behandlung* besteht in Sicherstellung des Harnabflusses durch Urethrotomia externa oder Cystostomia suprapubica mit Einlegen eines Dauerkatheters. Nach Überwindung der Wundinfektion, mit der immer gerechnet werden muß, wartet man die Granulationsheilung der Harnröhrenwunde über dem Katheter ab. — Bei der *Nachbehandlung* ist die Aufgabe zu erfüllen, eine narbige Verengerung und Fistelbildung zu verhindern. Deshalb müssen Patienten nach Harnröhrenverletzungen jahrelang unter ärztlicher Kontrolle bleiben und einer regelmäßigen Bougiebehandlung (s. S. 91) unterzogen werden.

Verletzungen der Harnblase durch stumpfe Gewalteinwirkung sind nicht allzu häufig, da das Organ in leerem Zustande durch seine versteckte Lage im Becken ziemlich geschützt liegt. Erst bei Füllung tritt die Blase über die Höhe des Beckenringes. Besonders Männer im mittleren Alter werden von Blasenruptur betroffen. Diese erfolgt durch Einwirkung einer stumpfen Gewalt (Aufschlag, Fußtritt, Überfahrung, Beckenbruch). Anatomisch sind intra- und extraperitoneale Rupturen zu unterscheiden. Die ersteren sind am Blasenscheitel lokalisiert oder an der hinteren oberen Wand; die extraperitonealen befinden sich meist an der Vorderwand.

Die *Diagnose* ist nicht immer leicht zu stellen, da die klinischen Erscheinungen häufig wenig ausgeprägt sind. Neben schmerzhaftem Harndrang besteht meist Dämpfung und abnorme Resistenz oberhalb der Symphyse. Beim Katheterismus entleert sich kein Urin, bisweilen nur reines Blut. Cystoskopie ist naturgemäß zu widerraten. Die Behandlung erfordert zunächst Bekämpfung des Schockzustandes. Die dringliche ärztliche Aufgabe besteht bei extraperitonealer Verletzung in Beherrschung der Gefahr, die durch Austritt des Urins in die Bauchhöhle oder in den prävesikalen Raum entsteht. Die Folgeerscheinungen sind Harninfiltration des Beckenbindegewebes. Zur Vermeidung dieser gefährlichen Komplikation ist möglichst frühzeitig ein Dauerkatheter einzulegen; falls dies nicht gelingt, empfiehlt sich Drainage der Blase und Inzision des Zellgewebes.

Die Diagnose der *intraperitonealen Verletzung* ist gesichert, wenn auch durch Katheterismus kein Urin entleert wird. Es soll aber nur einmal katheterisiert werden und zwar mit ausgekochtem Metallkatheter, wegen bestehender Infektionsgefahr. Der Unterbauch ist druckempfindlich, häufig aufgetrieben. Peritoneale Reizerscheinungen treten entweder unmittelbar nach der Verletzung auf, oder bisweilen erst nach einigen Stunden; sie pflegen dann rasch zuzunehmen. Nur die rechtzeitige Operation kann das Leben retten. Sie besteht in medianer Laparotomie, Naht und Extraperitonealisierung des Risses. Nach dem Eingriff wird ein Dauerkatheter eingeführt für die Dauer von 2×3 Wochen. In der Nachbehandlung werden vom 6. Tage an vorsichtige Blasenspülungen ausgeführt.

Wegen der geschützten anatomischen Lage der *Niere* sind Verletzungen dieses Organs relativ selten; Männer werden weitaus häufiger betroffen als Frauen (Fußballunfall!). Die Entstehung einer *Nierenruptur* erfolgt meist durch direkte Gewalteinwirkung, wobei das Organ gegen die Wirbelsäule gepreßt wird (Stoß oder Schlag von vorn und seitlich). Offene Verletzungen durch Schuß oder Stich sind relativ selten. Seltener ist die indirekte Entstehungsweise, wie durch Sturz aus großer Höhe, Reitunfall, Heben einer Last usw. Auch durch geringfügige Traumen können Nierenrupturen hervorgerufen werden, wobei kranke Nieren besonders disponiert sind. Automobilunfälle sind eine häufige Ursache. Es kommt dann meist zu flachen Einrissen in das Nierenparenchym, die prognostisch günstig sind im Gegensatz zu den mit heftiger Blutung verbundenen Zerreissungen bis in das Nierenbecken. — Die Krankheitszeichen bestehen in ausgesprochenem Schock und in plötzlich einsetzendem starkem Schmerz im Nierenlager, Hämaturie und Entwicklung eines perirenalen Hämatoms. Die *Haematurie* tritt in der Regel unmittelbar nach der Verletzung auf und hört in leichten Fällen nach kurzer Zeit wieder auf, in anderen vergehen Wochen. Es muß aber ausdrücklich betont werden, daß aus der Art der Allgemeinerscheinungen kein Rückschluß auf die Schwere der Verletzung abgeleitet werden kann. Es sind genug Fälle bekannt geworden, bei denen in den ersten Tagen kaum Beschwerden bestanden, bis plötzlich unter starken Schmerzen ein bedrohlicher

Schwächezustand eintrat. *Spätblutungen*, die bei der Milz bekannt sind, werden auch bei der Niere beobachtet, besonders wenn bei konservativer Behandlung der Verletzte zu früh aufsteht. Ebenso ist die Infektionsgefahr gering. — In der Mehrzahl der Fälle ist konservative Behandlung ausreichend. Diese besteht in absoluter Bettruhe, Anwendung von Eisbeutel auf die Nierengegend und diätetischen Maßnahmen. Die Anzeige für *operative Behandlung* ergibt sich bei schwerer und anhaltender Blutung sowie Verdacht auf Mitverletzung anderer Organe, insbesondere des Darmes; besonders bei intraperitonealer Ruptur muß mit stärkerer Blutung gerechnet werden. Die Versuche, die Operation möglichst konservativ zu gestalten und sich mit Naht, Plastik oder Resektion zu begnügen, um das Organ zu erhalten, haben nur selten zum Erfolg geführt. Es muß doch zumeist die Nephrektomie ausgeführt werden.

f) Sehnenverletzung

Eine häufige Verletzungsform ist der *Strecksehnenabriss an der Endphalanx des Fingers*. Er tritt ein, wenn mit dem gestreckten Finger hart aufgeschlagen wird, z. B. bei unrichtiger Fingerhaltung beim Auffangen des Sportballs. Die frische Verletzung ist stets konservativ zu behandeln durch Fixierung des Fingers für 3—4 Wochen; hierbei wird das Endgelenk überstreckt, während das Mittelgelenk rechtwinklig gebeugt ist. Sollte diese Behandlung nicht zum Ziele führen, so ist die Naht zu versuchen, wenn es sich um eine erhebliche Beugezwangsstellung handelt. Diese hat so zu erfolgen, daß nach Freilegung des abgerissenen Sehnenendes dieses mit einem starken Seidenfaden gefaßt wird. Der Knochen der Endphalanx wird nahe dem Nagelansatz mit einem Pfriemen durchbohrt und durch diesen Kanal der Seidenfaden durchgezogen und befestigt.

Sonst sind subkutane Sehnenzerreißungen sehr selten. Bei den *offenen Verletzungen* ist nach Möglichkeit die *primäre Naht* auszuführen; je früher diese erfolgt, desto besser ist der Erfolg; das Gelingen ist jedoch abhängig von der sicheren Asepsis und sorgfältigen Technik. Die Prognose ist bei Strecksehnen besser als bei Beugesehnen. Schwierigkeit bietet die meist erhebliche Retraktion des zentralen Endes, während der distale Sehnenstumpf leicht zu finden ist. Gelingt es nicht, das proximale Ende durch Entspannungsstellung des betreffenden Gliedabschnittes oder Eingehen mit einer feinen Kornzange bzw. einem Sehnenfänger in die Sehnenscheide sichtbar zu machen, so muß zentral von der Verletzungsstelle eine Erweiterung der Wunde vorgenommen werden. Sind beide Sehnenenden gefaßt, so werden sie nach sparsamer Anfrischung mit Haltefäden angeschlungen. Diese können sogleich geknüpft werden; darauf folgen Adaptionsnähte am Schnittrand mit Seiden- oder Zwirnfäden (s. Abb. 25). Die Sehnenscheide wird nicht genäht.

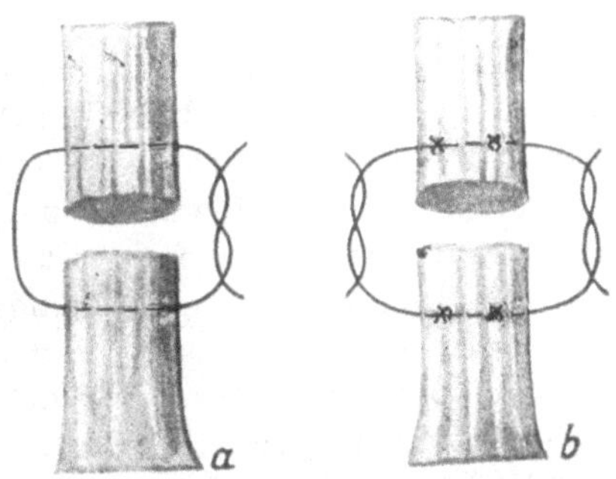

Abb. 25. Sehnennaht.
a) einfache Knüpfung, b) Doppelknüpfung.

Die Sehnennaht muß gewährleisten, daß die Sehnenenden fest aneinander liegen, ohne daß größere Faserbündel abgeschnürt werden. Die Fixierung erfolgt bei Strecksehnen etwa 2 Wochen, bei Beugesehnen 3 Wochen; dann folgt die Nachbehandlung mit Handbädern und aktiver Übungsbehandlung. Lange Fixation hat den Nachteil, daß sich störende Verwachsungen der Nahtstelle mit der Umgebung bilden, die das Gleiten beeinträchtigen.

g) Tintenstiftverletzung

Beim Hantieren mit einem Tintenstift kommen nicht selten Verletzungen der Finger oder Hand vor, wobei abgebrochene Stücke im Gewebe verbleiben. In der Umgebung kommt es zu Oedemen und Entzündungserscheinungen. Eiterungen werden nicht beobachtet. Auch Verletzungen des Auges-Bindehautsackes sind bekannt, und beim Tragen eines Kopierstiftes mit ungeschützter Spitze in der Tasche kommen Verletzungen an Rumpf oder Oberschenkel vor. Es handelt sich bei dem Methylviolett um eine ätzende Substanz, die schon in 2%iger Lösung eine aseptisch chemische Gewebsnekrose hervorruft. Im Bindehautsack kommt es zu schwerer Konjunktivitis mit Lidödem, auch Hornhautgeschwüren. An Fingern und Hand treten Fisteln mit Eiterabsonderung auf. Die Erfahrung lehrt nun, daß die Nekrotisierung fortschreitet. Es ergibt sich daraus die Forderung, schnell eine radikale Exzision des aseptischen Nekroseherdes in örtlicher Betäubung durchzuführen. Dieser muß wie ein Tumor entfernt werden, so daß alle blauverfärbten Gewebsteile herauskommen; besonders sorgfältig sind die Spitzenreste zu entfernen. Danach kann man die Wunde durch Naht schließen. Bei tiefen, in die Muskelsubstanz reichenden Verletzungen erfolgt Excochleation des violett verfärbten Gewebes und Drainage; der Heilungsverlauf gestaltet sich meist auffallend langsam. Das Eintreten von Partikeln in die Lymphbahnen kann auch zu schweren Allgemeinerscheinungen (Fieber, Schüttelfrost, Mattigkeit) führen. Es ist bisweilen schwierig, das Laienpublikum von den Folgeerscheinungen einer harmlos erscheinenden Verletzung zu überzeugen, die bei sachgemäßer Behandlung vermieden werden.

h) Bißwunden

Bei leichtem Zubiß entstehen lediglich Gewebequetschungen mit Blutaustritten. Wenn aber die Zähne durch die Haut dringen, und der Gebissene sich zu entreißen sucht, können ausgedehnte Verletzungen größerer Gewebspartien zustande kommen (z. B. Pferdebiß). Bißwunden haben häufig eine lange Heilungsdauer. Es wird angenommen, daß neben der meist erheblichen Gewebsschädigung der bakterienhaltige Speichel hierzu beiträgt. Grundsätzlich soll primäre Naht nicht vorgenommen werden; vielmehr ist die Wunde nach breiter Freilegung von Ausläufen offen zu halten und mit Vioformgaze zu tamponieren. Die Wichtigkeit der Ruhigstellung des verletzten Gliedabschnittes wird gerade bei dieser Wundart häufig unterschätzt; vielfach kann durch Bettruhe die Heilung beschleunigt werden.

Bei *Hundebißverletzungen* ist die Gefahr einer Tollwutübertragung zu beachten (s. S. 57). Es braucht nicht immer die Erkrankung von einem tollwütigen Hunde auf die gebissene Person überzugehen, wenn der verletzte Körperteil von Kleidung bedeckt war, die einen gewissen Schutz vor dem infizierenden Speichel bietet. Liegt aber der Verdacht einer Tollwuterkrankung vor, so ist es ratsam, die Schutzimpfung mit abgeschwächtem Wutvirus durchzuführen.

Bißwunden durch *Giftschlangen* stellen in tropischen Ländern eine häufige Todesursache dar. Die Wirkung des Schlangengiftes ist abhängig von der eingedrungenen Menge und der Resorption des Gewebes, z. B. am stärksten im Gesicht. Bei uns kommt allein die Kreuzotter in Betracht. Die Bißwunde derselben, die nur ausnahmsweise tödlich ist, ist an zwei dicht aneinander liegenden Stichwunden zu erkennen, während die ungiftigen Schlangen zickzackartige Wundform hervorrufen. Es kommt zu schmerzhafter Anschwellung des verletzten Gliedabschnittes mit Lymphangitis und Thrombophlebitis, ferner Phlegmonen durch sekundäre Infektion; durch langdauerndes Abbinden wird häufig Gangrän hervorgerufen. Daneben treten Allgemeinerscheinungen auf. Diese bestehen in Schwindel, Fieber, Kollaps, Atmungsbeschwerden, Durchfällen. — Die *Behandlung* besteht im Aussaugen der Wunde zur Herabsetzung der Giftmenge, ferner an den Extremitäten Abschnürung, möglichst nahe an der Bißstelle zur Vermeidung der Resorption. Die operative Wundversorgung hat möglichst frühzeitig zu erfolgen; sie besteht in Wundexzision oder ausgedehnten Einschnitten in das oedematöse Gewebe. Erst danach darf die Abschnürung gelöst werden, und das ruhiggestellte Glied wird hoch gelagert. Daneben soll frühzeitig Schlangengiftserum verabfolgt werden (1 Ampulle = 10 ccm; bei bedrohlichen Erscheinungen bis 40 ccm).

6. Bauchorgane

a) Akute Erkrankungen

Die Anzeigestellung bei akuten Erkrankungen der Bauchorgane über abwartende oder operative Behandlung ist für den praktischen Arzt häufig eine schwierige verantwortungsvolle Aufgabe. Die Diagnostik bei Erkrankungen der Bauchorgane bringt häufig große Schwierigkeiten mit sich, und die Praxis lehrt, daß auch trotz aller Fortschritte die besten Beschreibungen kein einheitliches Bild vermitteln, sondern daß man sich in jedem Falle durch die individuellen Verhältnisse leiten lassen muß. Wenn z. B. angegeben wird, daß Bauchdeckenspannung stets als Ausdruck einer peritonealen Reizerscheinung aufzufassen ist, so ist dieser extreme Standpunkt anfechtbar; es kommt Bauchdeckenspannung auch ohne intra-abdominellen Krankheitsherd vor, z. B. bei Bauchwand-Verletzung, auch bei Schußverletzung des Thorax infolge Beteiligung der Interkostalnerven.

Bei *Appendizitis* entscheidet die richtige Indikationsstellung durch den behandelnden Arzt häufig über das Leben des Kranken.

Die entzündliche Erkrankung des Wurmfortsatzes stellt ein umschriebenes Krankheitsbild dar, zumeist mit charakteristischen Anzeichen. Der akute Anfall der Appendizitis kann aus bestem Wohlbefinden erfolgen. Er verläuft mit anhaltenden Leibschmerzen, die sich über den ganzen Bauch erstrecken oder in der Umgebung des Nabels lokalisiert sind („*Nabelkolik*"). Es besteht meist Obstipation, selten Durchfälle. Aufstoßen und Übelkeit, sowie initiales Erbrechen werden häufig beobachtet. Die Zunge ist stark belegt, dagegen kann auch bei schweren Entzündungen Temperatursteigerung gering sein oder vollständig fehlen. Ein wichtiges diagnostisches Zeichen ist die Leukozytenvermehrung im Blut. Bei der Palpation ist eine umschriebene Druckschmerzhaftigkeit in der Coecalgegend (Mc Burney's Druckpunkt, in der Mitte der Verbindungslinie zwischen Nabel und vorderem oberen Darmbeinstachel) festzustellen. Neben der Druckempfindlichkeit der Bauchdecken findet sich vermehrte Muskelspannung, besonders in der rechten Unterbauchgegend; diese kann fehlen bei retrocoecaler Lage der Appendix, beim Empyem und bei chronisch rezidivierenden Entzündungen. Man soll niemals die Untersuchung per rectum unterlassen, um das kleine Becken auszutasten. Im frühen Stadium besteht ausgesprochene Druckempfindlichkeit des Douglas-Peritoneums. —Differentialdiagnostisch kommen in Betracht: Gastroenteritis, Cholezystitis, Pankreatitis, rechtsseitige Nierenkolik, Salpingitis, Pyelitis, Magenperforation; bei Frauen ist gegen rechtsseitig geplatzte Tubargravidität abzugrenzen.

Bei Kindern ist die Diagnose schwierig, weil ganz ähnliche Symptome bei anderen Erkrankungen vorkommen. Die rektale und lokale Untersuchung muß besonders sorgfältig durchgeführt werden. Es können Fieber und Muskelspannung vollkommen fehlen. Es ist besonders zu beachten, daß Durchfälle das Auftreten einer Appendizitis nicht ausschließen.

Auch bei der *Altersappendizitis* ist Défense musculaire häufig nicht ausgeprägt; ebenso ist die Leukozytenzahl oft nicht vermehrt. Auch bei klinisch geringfügigem Befund muß der Praktiker das Vorliegen der Appendizitis erwägen, da sonst die Gefahr besteht, daß der rettende Eingriff zu spät kommt. Die Erfahrung lehrt, daß bei der Altersappendizitis eine besondere Neigung zur Perforation besteht. Die Röntgendiagnose ist nur im Zusammenhang mit dem klinischen Bild auszuwerten. Bisweilen sind röntgenpositive Kotsteine nachweisbar; in diesem Falle ist Operation gerechtfertigt, um einer Perforationsgefahr vorzubeugen.

Für die *Indikation zur chirurgischen Behandlung* ist nach anerkannten Richtlinien *Frühoperation* durchzuführen, wenn der Krankheitsbeginn nicht länger als 48 Stunden zurückliegt. Nach Ablauf dieser Zeit ist mit Ausbreitung auf die Umgebung zu rechnen; es bilden sich als Selbstschutz entzündliche Verwachsungen mit Netz, Darmschlingen und seitlichem Peritoneum. Es ist dann besser abzuwarten und im freien Intervall zu operieren. Handelt es sich jedoch um freie, diffuse Peritonitis (freie Perforation), so muß operiert werden.

Bei der gedeckten Perforation und umschriebenen *Abszessbildung* wartet man die Resorption ab, wenn der Eiterherd beckenwärts gelegen ist. Ist dieser jedoch nach oben außen lokalisiert, und schreiten die klinischen Erscheinungen fort, so begnügt man sich mit Spaltung des Abszesses und Ableitung und verschiebt die Entfernung des Wurmfortsatzes auf ein späteres, entzündungsfreies Stadium.

Bei der *Operation* wird die Bauchhöhle durch lateralen Wechselschnitt oder pararektalen Kulissenschnitt eröffnet. Nach Durchschneidung des Peritoneum entleert sich im akuten Stadium ein mehr oder weniger trübes Exsudat, das ausgetupft wird. Vorliegender Dünndarm wird zurückgestopft, und das sich einstellende Coecum, das an der Einmündungsstelle des Ileum zu erkennen ist, gehalten. Verfolgt man die freie Taenie, so gelangt man auf die Basis der Appendix; diese wird hochgezogen, das Mesenteriolum entfaltet und durch mehrere Ligaturen vom Wurmfortsatz abgetrennt, bis dieser an der Einmündungsstelle frei ist. Unter Benutzung der PAYR'schen Appendixquetsche wird feste Umschnürung mit Seidenfaden vorgenommen und quere Durchtrennung. Die Versenkung des Stumpfes erfolgt durch Tabaksbeutelnaht und Übernähung. In der Regel kann die Bauchhöhle primär geschlossen werden; Drainage ist bei eitriger Entzündung angezeigt. — Durch Anwendung von Sulfonamiden und Penicillin konnten die Häufigkeit der Erkrankung und ihre Komplikationen noch nicht vermindert werden.

Bei *Gallenblasenentzündung* bzw. Cholelithiasis wird Frühoperation nicht allgemein anerkannt; die meisten Operateure nehmen eine vermittelnde Stellung ein. Es werden die Kranken operiert, bei denen die interne Behandlung erfolglos blieb, und die häufige Kolikanfälle durchgemacht haben. Eine absolute Indikation ist gegeben bei Hydrops, Empyem und Gangrän, ferner bei Cholangitis und Steinverschluß des Choledochus wegen Gefahr der Cholaemie. Die Aussichten auf spontanen Abgang des Steines sind sehr gering, wenn 3 Wochen vergangen sind. Da bei Ikterus eine starke Blutungsneigung besteht, empfiehlt sich vorherige Bluttransfusion.

Die *Gallenblasenperforation* stellt immer einen lebensgefährlichen Zustand dar, der sofortige Operation erfordert. Differentialdiagnostisch ist die Magenperforation abzugrenzen durch genaue Erhebung der Anamnese. Ferner spricht Gelbfärbung der Skleren, Dämpfung und starke Druckschmerzhaftigkeit über der Lebergegend für Durchbruch der Gallenblase. HOHLBAUM hat darauf hingewiesen, daß bei perforiertem Empyem nicht ein plötzlich zum Kollaps führender Schmerz auftritt, sondern ein allmählich sich steigernder, der auf die rechte Oberbauchgegend beschränkt bleibt und in Rücken und Schulter ausstrahlt; im Moment der Perforation fühlt der Kranke oft zunächst eine Erleichterung. — Das Normalverfahren ist die Cholecystektomie.

Bei der *akuten Pankreatitis* wird jetzt allgemein konservativ vorgegangen, wobei bessere Erfolge erzielt werden als bei operativer Behandlung. Das schwere Krankheitsbild setzt plötzlich ein mit ungemein heftigen Schmerzen im Oberbauch, Sinken des Blutdrucks und erheblicher Pulsbeschleunigung. Glykosurie ist kein konstantes Symptom. Später treten peritonitische Erscheinungen auf. — In der überwiegenden Mehrzahl der Fälle ist in der Anamnese Gallensteinerkrankung oder Magengeschwür festzustellen.

Beim *Magen* sind es zwei Erkrankungsformen, die sofortige ärztliche Hilfeleistung erfordern, die Blutung und Perforation. Eine einmalige profuse *Magenblutung* stellt noch keine Anzeige zur Operation dar. Vielmehr gelingt es meist, bei konservativer Behandlung Heilung zu erreichen. Dabei wird vollkommene Ruhelage durchgeführt mit Eisblase auf die Magengegend, vollständiger Verzicht auf Flüssigkeits- und Nahrungsaufnahme per os und Zuführung großer Mengen von Kochsalzlösung, Bluttransfusion. Der Gradmesser für eintretende Besserung ist nicht das Aussehen und Allgemeinbefinden des Kranken, sondern die Beschaffenheit des Pulses. Der abwartende Standpunkt ist berechtigt, da erfahrungsgemäß die Mortalität relativ niedrig ist. Wenn auch unter den Ursachen akuter Massenblutung des Magens Ulkus und Karcinom an erster Stelle stehen, so kommen differentialdiagnostisch noch in Betracht die Lebercirrhose und die sog. parenchymatöse Magenblutung. Die Anamnese versagt zur Unterscheidung meist, da Magenbeschwerden in beiden Fällen vorher bestanden oder gefehlt haben können. Vielfach ergibt die Palpation einer höckerigen Leber- oder Milzvergrößerung ein wichtiges Symptom. Gegen ein chirurgisches Vorgehen bei Magenblutung spricht ferner die Erfahrung, daß das Auffinden blutender Geschwüre sehr schwierig sein kann. Röntgenuntersuchungen sind während oder kurz nach einer Blutung abzulehnen.

Die *Prognose bei Magenblutung* ist nicht abhängig von der Schwere der ersten Blutung, sondern von der Wiederkehr derselben. Wenn trotz strenger Bettruhe und interner Behandlung die Blutung nicht zum Stillstand kommt, so daß Arrosion eines großen Gefässes angenommen werden muß, so ist die *Operation* angezeigt; dabei werden vorbereitende Blutübertragungen zur Hebung des Allgemeinbefindens angewandt. Am erfolgreichsten ist die Resektion. Diese ist auch bei der kapillaren Sickerblutung die Operation der Wahl. Liegt der Blutung eine Gefäßberstung in einem kallösen Geschwür zu Grunde, so berechtigt das radikale Vorgehen noch zu einiger Hoffnung, während das Abwarten zum sicheren letalen Ausgang führt.

Bei der *Perforation eines Magen- oder Duodenalgeschwürs* muß man die freie oder gedeckte Form unterscheiden. Bei der letzteren sind infolge Adhaesionsbildung die Erscheinungen milder. Der Durchbruch in die freie Bauchhöhle tritt plötzlich, unerwartet und mit erheblicher Intensität auf und ruft schweren Kollaps hervor. Viele Kranke wußten noch nichts von ihrem Geschwürsleiden. Brettharte Bauchdeckenspannung und Symptome der Perforationsperitonitis sind diagnostische Merkmale. Gegen Appendizitis perforata, bei der die Schmerzen allmählich einsetzen und sich rasch steigern, spricht der akute Schmerzanfall; auch die besonders starke Druckempfindlichkeit im Epigastrium ist wesentlich. Die Leberdämpfung verschwindet infolge der unter der Zwerchfellkuppe sich ansammelnden Luft.

Bei Perforation eines Magengeschwürs ist sogleich die *Operation* in die Wege zu leiten. Diese besteht in Übernähung der Durchbruchstelle und Säuberung der Bauchhöhle von ausgetretenem Mageninhalt. Bei frühzeitiger Durchführung der Laparotomie und günstigem Allgemeinzustand des Kranken kann auch eine Resektion des erkrankten Magenabschnittes vorgenommen werden. — Je früher operiert wird, desto sicherer ist der Erfolg. Die 8-Stundengrenze ist prognostisch ausschlaggebend. Im Zweifelsfalle empfiehlt es sich, unverzüglich die Überführung in stationäre Behandlung zu veranlassen, ohne aber das Bild durch vorherige Morphiumgabe zu verschleiern.

Zur Notfallchirurgie gehört auch die Passagestörung des Pylorus im Säuglingsalter infolge Hypertrophie des Muskelringes (sog. *Pylorospasmus*). Diese kann sofort nach der Geburt, jedoch auch in der 2. bis 7. Lebenswoche auftreten; am häufigsten ist die subakute Form. Stirnfalten des Säuglings infolge des hyperkinetischen Magens wird oft als erstes Symptom festgestellt. Am markantesten ist das Erbrechen, das im Bogen erfolgt und meist nach jeder Mahlzeit auftritt. Das Erbrochene besteht aus Milch, Magensaft, Speichel und Schleim. Infolge der Magenerweiterung ist heftige Peristaltik (Magenplätschern) festzustellen, bisweilen ist auch in der Magengrube der hypertrophische Pylorus tastbar. — Für Schwere und Verlauf maßgebend ist die Austrocknung des Körpers mit Bluteindickung und Albuminurie. Neben Fett- und Muskelschwund wird die Haut blaß, trocken und legt sich in Falten. Durch das beständige Erbrechen tritt allmählich der Zustand schwerster Atrophie ein. — Die interne Therapie besteht in diätetischen und medikamentösen Maßnahmen, insbesondere Anwendung von Vasanozäpfchen (Scopolamin und Hyoscin).

Die Indikation zur *operativen Behandlung* ist gegeben, wenn nach 1—2 Wochen die interne Behandlung keinen Erfolg zeigt, oder nach anfänglicher Besserung Neigung zu Rückfällen besteht. Sehr wichtig ist die Vorbehandlung zur Beseitigung des Flüssigkeitsverlustes und Alkalose durch subkutane Applikation von Kochsalzlösung. Die Operation ist nach der Methode von Weber-Ramstedt am aussichtsreichsten; in örtlicher Betäubung oder Aethernarkose wird der Muskelring am Pylorus durchtrennt. Die einzige Gefahr besteht in der Verletzung der Schleimhaut; diese wird ausgeschaltet durch stumpfe Durchtrennung der Muskulatur. Die Serosa-Muskelwunde wird nicht genäht oder mit Netz bedeckt. Der Erfolg tritt meist schlagartig ein; das Erbrechen hört auf, und man kann 2 Stunden nach der Operation mit Tee- oder Muttermilchzufuhr beginnen.

Die für die Magenperforation geltenden Regeln sind naturgemäß auch auf die *Darmperforation* zu übertragen. Abgesehen von Darmverletzungen geben Perforationen bei Typhus abdominalis Veranlassung zu operativem Eingriff. Die Diagnose ist natürlich sehr schwierig, weil das Grundleiden das Krankheitsbild beherrscht. Dickdarmperforationen bei Ruhr sind prognostisch sehr ungünstig, da an dem schwer geschädigten Darm eine chirurgische Behandlung kaum von Nutzen wäre. Ebenso kommen bei Colonkarcinom Perforationen in die freie Bauchhöhle vor.

Die Diagnose des *Ileus* macht bei ausgeprägten klinischen Erscheinungen meist keine Schwierigkeiten. In anderen Fällen sind diese jedoch im Anfang unklar, und wenn die Untersuchung im schmerzfreien Intervall vorgenommen wird, so kann auch der erfahrene Arzt getäuscht werden, was sich jedoch bei dieser Erkrankung verhängnisvoll auswirken kann; denn die Operationsprognose verschlechtert sich von Stunde zu Stunde.

Es empfiehlt sich, Dünndarm- vom Dickdarm- Ileus zu unterscheiden. Der *Dünndarm-Ileus*, der häufiger auftritt, setzt plötzlich mit stürmischen Erscheinungen ein: heftigste kolikartige Leibschmerzen wechseln mit Intervallen relativen Wohlbefindens. Die Atmung ist beschleunigt, der Puls frequent. Das Allgemeinbefinden verschlechtert sich zusehends, Kollaps tritt früher ein als beim Dickdarm-Ileus. Erbrechen ist um so heftiger, je höher das Hindernis lokalisiert ist. Reflektorisch bedingtes krampfhaftes Würgen („Leererbrechen") bleibt bestehen, auch wenn der Mageninhalt völlig entleert ist. Stuhl- und Windverhaltung ist im Anfangsstadium noch nicht eingetreten, was leicht zu diagnostischen Täuschungen Anlaß gibt. Ebenso tritt Meteorismus meist erst später auf. Bei dünnen Bauchdecken sind Darmsteifungen zu beobachten sowie Darmgeräusche infolge gesteigerter Peristaltik. Bis zur Klärung der Diagnose ist die Ausführung eines Darmeinlaufs gerechtfertigt; dagegen ist eindringlich zu warnen vor Verabfolgung von Opiaten zur Schmerzbekämpfung, weil hierdurch das klinische Bild verschleiert wird. Im allgemeinen soll die *Diagnose* aus den Initialsymptomen gestellt und der Kranke möglichst umgehend der klinischen Behandlung zugeführt werden.

Die Röntgen-*Untersuchung* hat große praktische Bedeutung gewonnen. Die Leeraufnahme ermöglicht eine ergänzende Aufklärung, die naturgemäß im Rahmen der übrigen Symptome gewertet werden muß. Spiegelbildung, die auf Vorhandensein von Flüssigkeit und Gas zurückzuführen ist, ist im Gebiete des Dünndarms stets pathognomonisch.

Die *Ursachen* der Passagestörung werden in erster Linie durch Hernien-Incarceration gebildet. Bei vorangegangener Bauchoperation ist an Strangulation durch Narbenstrang oder Netz-Adhaesion zu denken, meist im Gebiete der untersten Jejunumschlinge. Beim Volvulus wird der Bauchraum von einer sehr geblähten Schlinge eingenommen. Komplikation von seiten eines Meckel'schen Divertikels sowie Abklemmung des Duodenum durch die Radix mesenterii werden seltener beobachtet. Eine Okklusion von innen her wird beim Säugling und Kleinkind durch Invagination des Dünndarms in das Coecum hervorgerufen; bei Erwachsenen tritt diese Form seltener auf, wobei Invagination des Quercolon und der Flexura sigmoidea vorkommt. Der Gallensteinileus tritt in den Fällen ein, wo ein großer Gallenstein durch pathologisch entstandene Verbindung der Gallenblase mit dem Duodenum in den Darm eingetreten ist. Auch Knäuelbildungen von Darmwürmern (Askariden), eingedickte Kotmassen und Obstkerne können einen Verschluß hervorrufen.

Der *Dickdarm-Ileus*, der zumeist durch stenosierenden Tumor im Sigma oder Rectum hervorgerufen wird, ist charakterisiert durch Vorboten und entwickelt sich schleichend. Stuhlverstopfung ist das erste Anzeichen, das mit Durchfällen paradoxe Diarrhoen) wechseln kann; diese sind bedingt durch Kolitis infolge Stauung des Dickdarminhaltes. Das Allgemeinbefinden ist im Anfangsstadium nicht wesentlich verändert, zumal wochen- oder monatelange beschwerdefreie Intervalle eintreten können. Aus diesen Anfängen entwickelt sich der komplette Verschluß, der durch Appetitlosigkeit, Verstopfung, vermehrtes Aufstoßen und zunehmende Auftreibung des Leibes charakterisiert ist. Wichtige diagnostische Hinweise ergibt die *Röntgenuntersuchung mit Kontrasteinlauf* sowie beim Rektum-Carcinom die digitale Untersuchung bzw. Rektoskopie. Bei starker Auftreibung der linken Unterbauchgegend ist an Megacolon als Ursache zu denken.

Für die *Indikation zur operativen Behandlung* ist beim Dünndarm-Ileus maßgebend, so schnell wie möglich Sitz des Ileus zu klären und die normale Darmpassage wiederherzustellen. Da mit einer Beteiligung des Mesenterium zu rechnen ist, müssen gegebenenfalls größere Teile des Dünndarms reseziert werden. Bei Adhaesionen als Ursache empfiehlt es sich, durch Anlegung einer Anastomose der Rezidivgefahr vorzubeugen. Radikales Vorgehen ist in der Mehrzahl der Fälle gerechtfertigt. — Demgegenüber ist es beim Dickdarmileus geboten, sich mit kleinen Eingriffen (*Coecalfistel*) zu begnügen, um durch Kotableitung eine Erholung des Kranken zu erreichen, und die Operation des Hindernisses auf spätere Zeit zu verschieben.

Für die Beurteilung akuter Erkrankungen der Bauchorgane, ist es wichtig, auch die *nekrotisierende und ulzeröse Enteritis* in die diagnostischen Erwägungen einzubeziehen, da diese Form in letzter Zeit häufiger beobachtet wird. Sie tritt entweder mit akutem stürmischen Beginn auf, wobei ein lebensbedrohlicher Zustand entsteht, oder auch in subakuter Form, die in Genesung ausgehen kann. Die akute verläuft unter Ileus- und Peritonitiserscheinungen und kann meist nur bei der Laparotomie diagnostiziert werden. In der Mehrzahl der geschilderten Fälle wurde Resektion weit im Gesunden vorgenommen.

Die Anlegung des *Anus praeternaturalis* bei Darmverengerung und -verschluß muß häufig als Notoperation durchgeführt werden. Diese bringt eine starke Erholung des Organismus mit sich, so daß bei Tumoren späterhin eine Radikaloperation abgeschlossen werden kann.

Die Kotfistel (*Colostomie*) dient zur vorübergehenden Entlastung des Darmes und besteht darin, daß eine seitliche Öffnung in einer vorgezogenen Darmschlinge angelegt wird; der Darm bleibt in seinem Zusammenhange erhalten. Es empfiehlt sich, das Coecum zu wählen, in dem Gas- und Kotstauung am stärksten ist (Coecostomie). Der spätere Verschluß bietet keine Schwierigkeiten.

Wird eine vollständige Ableitung des Kots notwendig, so wird der *künstliche After* angelegt, wobei die Kontinuität des Darms durchtrennt ist, und der gesamte Stuhlgang folgemäßig hier entleert wird. Die Operation wird in lokaler Betäubung durchgeführt. In der Regel wird die Flexura sigmoidea dazu benutzt, seltener das Quercolon. Die Stelle ist möglichst kaudalwärts auszusuchen, um nicht größere Darmabschnitte von der Speisenverwertung auszuschließen. Nach Durchtrennung der Bauchdecken wird das Peritoneum über der geblähten Darmschlinge vorsichtig eröffnet, und diese dann vorgezogen. Das Mesokolon wird mit einer Kornzange stumpf durchbohrt und durch diese Öffnung ein Drain oder Gazestreifen gezogen. Die Mitte der Bauchwunde wird verschlossen, indem die Naht durch den Mesenterialschlitz geführt wird. Die Darmwand wird dann mit Seidennähten am Peritoneum fixiert und die Weichteilwunde austamponiert. Zur Vermeidung eines Prolapses soll die zuführende Schlinge gerade bis an die Bauchwand heranreichen. Die Eröffnung der Darmschlinge erfolgt mit dem Paquelin bei Lebensgefahr sofort, und zwar wird dann zunächst nur die Vorderwand in Längsrichtung durchtrennt. Sonst wird die vollständige Durchtrennung in querer Richtung nach 10—14 Tagen vorgenommen; es ist darauf zu achten, daß die Öffnung weit genug erfolgt, da mit narbiger Verengung gerechnet werden muß. Die Nachbehandlung erfordert genaueste Überwachung der Verbände. Regelung der Diät sowie Spülungen des zuführenden Darmabschnittes. Es ist ferner für Anlegung einer Verschlußpelotte zu sorgen.

Auf gynaekologischem Gebiete geben insbesondere *Stieldrehung der beweglichen Tumoren, Extrauterin-Gravidität* sowie *Uterus-Perforation* Anzeige zu Notoperationen. *Stielgedrehte Ovarialzysten* werden in etwa 15—20 % der Fälle beobachtet. Es kommt dabei zu einer Infarzierung des Tumors infolge Abschnürung der Venen sowie Blutungen der Zystenwand und des Lumens, wodurch eine enorme Vergrößerung eintritt. Die plötzliche Stieltorsion ruft schwere Krankheitssymptome hervor. Starker Kollaps, Pulsbeschleunigung, Erbrechen, Schweißausbruch sowie starker Schmerzanfall sind klinische Merkmale. Tritt die Stieldrehung allmählich ein, so sind die Beschwerden weniger stark, und es bilden sich dann feste Adhaesionen. Es kommt zu langsamer Temperatursteigerung. Die Diagnose wird durch den Palpationsbefund bei kombinierter Untersuchung gesichert. Je größer der Tumor ist, umso leichter ist die Entscheidung. Differentialdiagnostisch sind andere Erkrankungsformen abzugrenzen, die jedoch auch eine zwingende Notwendigkeit der Laparotomie mit sich bringen (Extrauteringravidität, Appendizitis, Ulkus-Perforation).

Die Operation bietet meist keine Schwierigkeiten. Vor Abklemmung des Stieles werden die Adnexe wieder in ihre normale Lage zurückgedreht; Verwachsungen lassen sich leicht stumpf lösen. Alsdann wird die Zyste mit den Adnexen exstirpiert.

Die *Extrauteringravidität* ist von großer praktischer Bedeutung. Sie wird häufig verkannt; es muß daher eindringlich gefordert werden, daß diese Erkrankung bei Beschwerden in der Unterbauchgegend stets in den Kreis diagnostischer Erwägungen gezogen wird. Die Diagnose kann sehr leicht, aber auch oft schwer oder unmöglich sein.

Wichtig für die Erkennung ist stets eine sorgfältig erhobene Anamnese. Die Frage ist zunächst zu entscheiden, ob überhaupt eine Schwangerschaft vorliegt oder nicht. Eine Amenorrhoe bei einer sonst regelmäßig menstruierten Frau ist, wenn sie auch kurzdauernd ist, stets verdächtig. Dabei ist aber zu beachten, daß eine Tubenruptur schon eintreten kann, bevor die Regel einmal ausgeblieben ist; ferner können Blutungen im normalen Menstruationstermin erfolgen, die dann von der Frau als Regelblutung aufgefaßt wird. Neben Schmerzanfällen, die häufig wehenartigen Charakter tragen, ist das erste sichtbare Zeichen die Uterusblutung. Bei der diagnostischen Ausschabung müssen alle abgegangenen Teile histologisch untersucht werden. Der Tastbefund ergibt einen aufgelockerten Uterus besonders im Bereiche des Fundus und Corpus; ferner ist häufig ein peritubares Haematom festzustellen (Haematocele retrouterina), das als Folge der Wachstumsstörung des Eies oder einer Ausstoßung (Tubarabort) aufzufassen ist. Die Blutung in die Bauchhöhle breitet sich meist schnell aus und führt zu Schmerzen in Nabel- und Magengegend. Infolge des peritonealen Schocks tritt Herabsetzung des Blutdrucks ein; mit der Darreichung von Kreislaufmitteln muß man jedoch vorsichtig sein, weil diese die Blutung verstärken. Es ist verfehlt, bei negativem Ausfall der Aschheim-

ZONDEK'schen Reaktion sich abwartend zu verhalten, da diese, die lediglich das Bestehen einer Gravidität anzeigt, bei extrauterinem Sitz häufig versagt. Die DOUGLAS-Punktion ist ein wichtiges diagnostisches Hilfsmittel, ihre Anwendung ist jedoch klinischer Durchführung vorzubehalten.

Differentialdiagnostisch sind andere Genitalerkrankungen sowie solche der Bauchorgane abzugrenzen. Zu der ersten Gruppe gehören Ovarialtumor, Zysten-Ruptur, Adnexentzündung und Uterus-Inkarceration; ferner kommen Wurmfortsatz- und Gallenblasenentzündung, Perforationsperitonitis und Darminvagination in Betracht.

Die *Behandlung* jeder erkannten Bauchhöhlenschwangerschaft ist die Operation, die ohne Verzug durchgeführt werden muß, um der drohenden Tubenruptur vorzubeugen. Die Entfernung der schwangeren Tube nach Unterbindung der versorgenden Gefässe bietet keine technischen Schwierigkeiten. Bei eingetretener Tubenruptur ist die Operation aus vitaler Indikation so schnell wie möglich durchzuführen. Ist die Blutungsquelle festgestellt, so werden Klemmen am Lig. infundibulopelvicum und gegen den Uterus angelegt, dann erfolgt Exstirpation der Tube. — Die Operierten pflegen sich meist bald zu erholen.

Bei einem *Abort* kann es zu lebensbedrohlich starker Blutung kommen, so daß häufig ein schnelles Eingreifen angezeigt ist. Die Art der Behandlung richtet sich nach dem Stadium der Schwangerschaft, insbesondere der Stärke der Blutung und Weite des Halskanals. Handelt es sich um einen fieberhaften Abort, so ist in der Regel die Entfieberung abzuwarten; es ist aber dringend zu empfehlen, die Patientin in Krankenhausbehandlung einzuweisen. Bei fieberfreien Aborten ist in jedem Fall baldige Ausräumung vorzunehmen. Um Gefahren vorzubeugen, ist Voraussetzung, eine genügende *Erweiterung des Zervikalkanals* einschließlich des Muttermundes herbeizuführen. Diese wird in Chloraethyl-Aethernarkose oder Eunarkon- bzw. Evipan-Kurznarkose durchgeführt. In dringlichen Fällen muß die Dilatation schnell in einer Sitzung erfolgen, in anderen kann sie allmählich und schonend durch Quellstifte oder Zervix-Tamponade vorgenommen werden. Zur schnellen Erweiterung dient die Einführung von HEGAR-Stiften in steigender Folge, wobei die Spitze der Stifte etwa 1 cm über den inneren Muttermund geführt wird. Die Dehnung muß vorsichtig und unter geduldigem Abwarten erfolgen; führt diese schonende Methode nicht zum Ziele, so kommt operative Spaltung der vorderen Zervixwand in Frage.

Die *Entleerung der Uterushöhle* erfolgt instrumentell oder digital, wobei das letztere Vorgehen der am wenigsten gefährliche Eingriff ist. Die frühen Aborte (bis zur 9. Woche der Gravidität) werden instrumentell ausgeräumt. Nach Sondierung des Uterus mit gebogener Sonde erfolgt Dilatation des Halskanals bis zum HEGAR-Stift 13—14. Danach wird die Uterus-Höhle mit stumpfer Kürette ausgeschabt. Wenn zu weites Verschwinden des Instrumentes eine Perforation andeutet, so ist der Eingriff sofort abzubrechen. — Ist die 10. Schwangerschaftswoche überschritten, so ist die instrumentelle Ausräumung als gefährlich abzulehnen und nach Erweiterung des Halsteiles auf Fingerdurchgängigkeit die Entleerung mit dem Zeigefinger vorzunehmen. Die Herausbeförderung des gelösten Gewebes erfolgt mit der Winterschen Abortzange. Durch Nachtastung wird festgestellt, daß keine Retention von Plazentargewebe zurückbleibt.

Uterus-Perforationen gehören zu den Verletzungen, die sich immer wieder ereignen; auch der erfahrene Arzt und Facharzt muß gelegentlich damit rechnen, zumal der Uterus im Stadium des Abortes dazu disponiert. Ein ärztliches Verschulden ist aus der Entstehung der Verletzung nicht abzuleiten, die sich auch bei sorgsamster und technisch einwandfreier Durchführung der Ausräumung ereignen kann*). — Anders zu beurteilen ist die Frage der Verantwortung, wenn die Verletzung nicht erkannt wird, und dann entsprechend die Curettage nicht sogleich abgebrochen wird, wodurch eine größere Verletzung entstehen kann. Es ist daher jedem Arzt dringend zu raten, sich eine absolute Beherrschung der Technik anzueignen, auf die sich die größere Sicherheit gründet.

Die Gefahr einer Uterus-Perforation hängt wesentlich ab von dem Sitz derselben sowie der Möglichkeit einer Verletzung von Nachbarorganen sowie einer Infektion. Liegt die Perforation in der breiten Muskelwand des Fundus, so kann mit einem spontanen Aneinanderlegen der Wundränder gerechnet werden. Bei Verletzung des cervicalen Abschnitts muß mit Blase- und Mastdarmverletzung gerechnet werden, sowie Eröffnung größerer Gefäßgebiete. Von ausschlaggebender Bedeutung ist ferner der Gesichtspunkt, auf welche Weise die Perforation erfolgte. Handelte es sich um Sonde, HEGAR-Stift oder erstes Einführen der Curette, und bestehen keine Anzeichen einer Darmverletzung oder intraabdominellen Blutung, so ist konservative Behandlung gerechtfertigt mit Bettruhe, Eisblase und Belladonna-Zäpfchen. Besteht jedoch Schockzustand durch Blutung oder peritoneale Reizung, oder ist von vornherein eine größere Verletzung mit Darmbeteiligung zu befürchten, so kann nur schnelles Vorgehen und radikale Operation das Leben retten.

Der *operative Eingriff* soll sich auf das unbedingt notwendige Maß beschränken. Dieser besteht in Nahtversorgung der Verletzungsstelle oder Exstirpation des Uterus, wobei die Entscheidung zwischen konservativem und radikalem Vorgehen stets nach Lage des Einzelfalles zu treffen ist. Die Naht erfolgt nach gründlicher Exzision des Wundkanals in 2 Schichten und exakter Peritonealisierung. Bei ausgedehnter Perforation mit Verletzung größerer Äste der A.uterina wird die abdominelle Total-Exstirpation des Uterus bzw. vaginale Amputation durchgeführt, nach Möglichkeit unter Erhaltung der Adnexe. Die Versorgung einer Darmverletzung erfolgt nach chirurgischen Grundsätzen.

b) Stumpfe Bauchverletzungen

Es handelt sich um stets ernst zu nehmende Verletzungen, die zwar selten vorkommen, aber wegen der diagnostischen Schwierigkeit und hohen Mortalität (20%) von großer praktischer Bedeutung sind. GEISTHÖVEL weist darauf hin, daß selbst in neuzeitlichen Krankenanstalten des öfteren keine genaue Organdiagnose möglich ist. „Diese Feststellungen beweisen, um wieviel schwieriger der praktische Arzt daran ist, der den Verletzten meist ganz zu Anfang oder zufällig in einem schmerzfreien Intervall nur kurz sieht. Von seinen Maßnahmen hängt das Schicksal des Verletzten in erster Linie ab.“ In der Tat würde es sich verhängnisvoll auswirken, bis zur Ausbildung deutlicher klinischer Erscheinungen abzuwarten; im Zweifelsfall ist es immer ratsam, möglichst bald Einweisung in ein Krankenhaus vorzunehmen, wo die Indikation, ob eine Bauchoperation erforderlich ist, zu stellen ist.

*) HÜBNER und WARNEYER, Haftpflichtfälle aus der ärztlichen Praxis in juristischer Beleuchtung, 1939. Verlag J. Springer, S. 128.

Stumpfe Bauchverletzungen können *zustandekommen* durch Überfahrenwerden, Aufschlag, Fußtritt, Verschüttung, Pufferquetschung, Fall usw. Die Bauchwand wird wegen größerer Widerstandsfähigkeit nicht verletzt. Schlaffe Bauchdecken bieten einen geringeren Schutz als straffe. Bei subkutanen Magen-Darm-Verletzungen wird nach dem Entstehungsmechanismus unterschieden: Quetschung, Berstung und Abriß. Am Darm werden vielfach Rupturen beobachtet, ohne daß eine schwere Gewalteinwirkung vorlag. Beim gefüllten Magen sind, wie FROMME angibt, Berstungsrupturen relativ häufig, im Gegensatz zu den fast fehlenden Quetschungsrupturen, da der Magen hiergegen ziemlich geschützt liegt.

Die *klinischen Erscheinungen* bei schwerer Kontusion sind gekennzeichnet durch Schockwirkung. Tritt nicht bald eine Erholung ein, sondern nimmt die Blässe zu, gleichzeitig mit oberfächlicher Atmung und frequentem kleinen Puls sowie Senkung des Blutdrucks, so liegt der Verdacht auf intraabdominelle Blutung vor; diese stammt meist aus Leber- oder Milzruptur oder Zerreißung von Netzgefäßen. Ein konstantes Frühsymptom ist brettharte Bauchdeckenspannung infolge peritonealer Reizung. Diese gehört neben der Schmerzhaftigkeit zu den wichtigsten Symptomen. Besonders Schmerzen in der Nabelgegend sowie im Bereich der Bruchpforten sprechen für innere Verletzung. Erbrechen, besonders wenn es erst einige Zeit nach dem Unfall oder wiederholt auftritt, läßt einen Rückschluß auf schwere innere Verletzung zu.

Diagnostische Hilfsmittel sind Urin-Untersuchung bei Verdacht auf Nierenverletzung, ferner Bestimmung des Blutstatus. Abnahme des Hämoglobins und Rückgang der Erythrozyten bezeichnet FROMME als eindeutiges Symptom für innere Blutung. Die Röntgenuntersuchung wird zur Feststellung, ob Luft ausgetreten ist, herangezogen; die Gassichel über der Leber erweist Magen-Darm-Verletzung. Die diagnostische Punktion des Bauchraumes hat keine praktische Bedeutung erlangt.

Bei Verletzungen durch stumpfe Gewalteinwirkung stehen die parenchymatösen Organe an erster Stelle. Für Verletzung der *Leber* sind ausstrahlende Schmerzen nach der rechten Schultergegend charakteristisch, ferner Dämpfung in der rechten Bauchseite. Die Prognose ist immer ernst, zumal die Blutstillung durch Naht äußerst schwierig ist; man wendet Kompression durch Tamponade (Vivocoll, Stryphnongaze) an. Bei *Milz-Verletzung* bestehen meist ausstrahlende Schmerzen in die linke Schulter und Vergrößerung der Milzdämpfung. Die sicherste Behandlung besteht in der Exstirpation des Organs.

Bei Verletzungen des *Magen-Darmkanals* ist die Zunahme der Pulsfrequenz von diagnostischer Bedeutung. Es bestehen heftige Schmerzen in der Oberbauchgegend, Verkleinerung der Leberdämpfung und Erbrechen von Blut. Röntgenologisch ist Gassichel unter der rechten Zwerchfellkuppe festzustellen. Der Dünndarm ist weit häufiger von Zerreißungen betroffen als der durch Rippenbogen und Beckenring geschützte Dickdarm. Verletzungen des Pankreas und der extrahepatalen Gallengänge sind selten. Die Beschwerden sind ähnlich wie bei perforierenden Verletzungen des Magen-Darm-Traktus.

Für die Behandlung stumpfer Bauchverletzungen gilt die allgemeine Regel, daß bei gesicherter Diagnose sofortige Laparotomie angezeigt ist, da sich die Prognose von Stunde zu Stunde verschlechtert.

7. Besondere Dringlichkeitsmaßnahmen

a) Schluck-Hindernis

Die Speiseröhre besteht aus innerer Ring- und äußerer Längsmuskulatur. Das Lumen ist im Bereich des Oesophagusmundes eng und außerhalb des Schluckaktes geschlossen. Weitere physiologische Engen befinden sich in Höhe der Bifurkation und beim Durchtritt durch das Zwerchfell. Eine *Gefährdung des Schluckaktes* wird hervorgerufen durch Kompression der Speiseröhre von außen durch Kropf, Tumor, Aorten-Aneurysma oder durch Hindernisse, die im Innern lokalisiert sind. Hierzu sind zu rechnen: Karcinom, Verätzungs-Striktur, Divertikel, Fremdkörper, Cardiospasmus, Ulcus pepticum der Cardia. In den meisten Fällen tritt das Hindernis allmählich ein; dagegen kann durch Fremdkörper eine plötzliche Schluck-Lähmung ausgelöst werden. Bei Kindern handelt es sich meist um Münzen, Glasperlen, Ringe usw., bei Erwachsenen künstliches Gebiß, Knochenstücke, schlecht gekaute Fleischstücke. In der Regel werden die Fremdkörper spontan ausgeschieden; man unterstützt dies durch Verabfolgung von Sauerkraut wegen der gasblähenden Wirkung und Kartoffeln, um einen voluminösen Stuhl zu erzielen. Für die *Diagnose* ist zu berücksichtigen, daß häufig das Fremdkörpergefühl bleibt, obwohl der Fremdkörper die Speiseröhre schon verlassen hat. Die Röntgenuntersuchung gibt Aufschluß, gegebenenfalls mit Kontrastmasse; sie ist aber nur in positiven Fällen beweiskräftig. Die früher üblichen Methoden der blinden Extraktion mit den verschiedensten Geräten sind jetzt verdrängt worden durch die Oesophagoskopie, die die Entfernung des Fremdkörpers unter Leitung des Auges ermöglicht.

Das Auftreten einer *Oesophagus-Striktur* als Folgeerscheinung einer Säure- oder Laugenverätzung kann zu einem schweren Krankheitsbilde führen und erfordert außerordentliche Sorgfalt und Geduld bei der Behandlung. *Verätzungen* bei Kindern durch Unachtsamkeit oder bei Erwachsenen als Selbstmordversuch verlaufen meist unter stürmischen Erscheinungen, besonders wenn es sich um Säuren handelt (Salz-, Salpeter-, Oxal- oder Schwefelsäure); dagegen rufen Laugen (Ammoniak, Natron- und Kalilauge) weniger schmerzhafte Symptome hervor. Lysol- und Sublimatvergiftungen wurden in früherer Zeit häufiger beobachtet als jetzt. Die Erscheinungen bestehen in Erbrechen von Blut oder blutigem Schleim und mehr oder weniger schwerem Kollaps; Säurevergiftungen können bald oder in den nächsten Tagen zum Tode führen. Die Behandlung *frischer Verätzungen* besteht in Entfernung bzw. Verdünnung des Giftes sowie Darreichung von Mitteln zur Schmerzstillung und Herzanregung. Als Gegenmittel dienen bei Säuren verdünnte Alkalien (Milch, Magnesia, Eiweiß, Soda, Seifenlösung) und bei Laugen verdünnte Säuren (Essig, Zitrone) oder Öl. Die Einführung des Magenschlauches wird vielfach wegen Perforationsgefahr gescheut, jedoch mit Unrecht; vielmehr ist die sofortige Ausführung einer Magenspülung oft lebensrettend.

Nach Abklingen der akuten Erscheinungen bedürfen alle Kranken weiterer sorgsamer ärztlicher Überwachung; denn es droht als schwere Komplikation die narbige Stenosenbildung, die in etwa 10—12 Wochen sich ausbildet und etwa $3/4$ der Fälle betrifft. Früher wurde allgemein der Grundsatz befolgt, die Sondenbehandlung erst nach Abklingen aller Entzündungserscheinungen, d. h. nach 2 bis 3 Monaten, zu beginnen. Dieses Verfahren hat den Nachteil, daß solides Narbengewebe ausreift und Schlingbeschwerden als Folge der Stenosierung auftreten.

Die Frage, ob durch eine *Frühbehandlung* die Ausbildung einer Narbenstriktur zu vermeiden ist, wurde durch die neuzeitlichen Erhebungen von H. Starck an seinem reichen Beobachtungsmaterial in positivem Sinne entschieden; vor allem gelang der Nachweis, daß bei vorsichtigem Vorgehen auch im Stadium der akuten Entzündung eine Speiseröhrenverletzung ausgeschlossen ist. Es wird bei Verätzung durch Laugen nach 1—3 Tagen, durch Säuren nach 6—8 Tagen ein dicker ovaler Magenschlauch gut eingeölt eingeführt bis zum Durchtritt über die Cardia; dieser soll jedoch die Magenwand nicht berühren. Das Vorschieben geschieht unter ständigem Einträufeln von Öl oder nach Einschmieren mit Katheterpurin, um jede Reibung

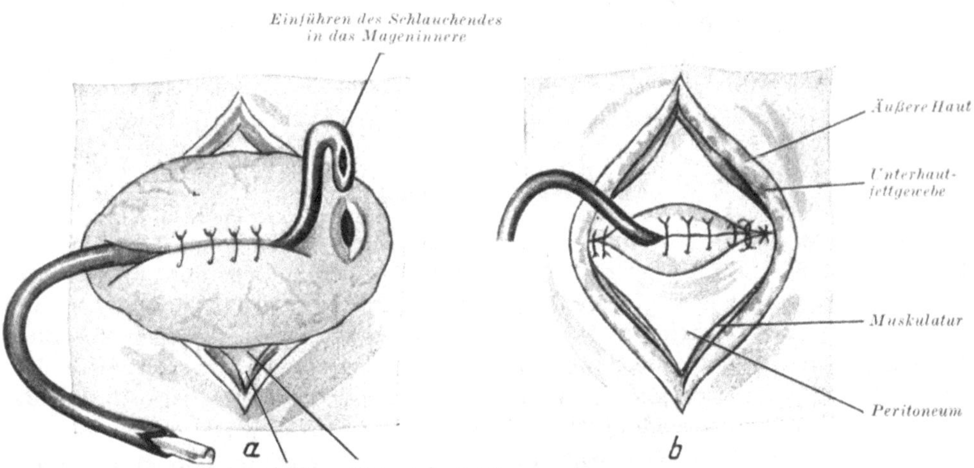

Abb. 26. Gastrostomie.

an der Speiseröhrenwand zu verhindern. Die Einführung des Schlauches erfolgt zuerst jeden 2. Tag, später jede Woche oder alle 14 Tage, und wird 3 Monate lang durchgeführt; eine Stenosenbildung wird durch diese Behandlung vermieden.

Nach Säureverätzung stellt sich bisweilen als Spätkomplikation eine Pylorusstenose ein, so daß etwa nach 2 Monaten reichliches Erbrechen auftritt mit Gewichtsabnahme, Durstgefühl usw. Hierbei ist chirurgisches Vorgehen (Jejunostomie oder Gastroenterostomie) angezeigt.

Beim Vorliegen einer *Narbenstriktur* erfolgt die Sondenbehandlung nach dem Grundsatz, diese möglichst lange Zeit auszudehnen. Es wird mit einer halbstarren

Sonde begonnen, die je nach der Enge der Striktur ausgewählt wird. Gelingt es, diese durchzuführen, wobei jede Gewaltanwendung wegen der Gefahr einer Perforation zu vermeiden ist, so wird das Bougieren täglich wiederholt, bis eine Sonde, etwa Nr. 18, ohne Schwierigkeit passiert. Danach werden Pausen in der Behandlung eingeschaltet. Werden die Patienten, meist Kinder, regelmäßig der Nachuntersuchung zugeführt, so entgehen sie der Gefahr, daß die Narbenstriktur undurchgängig wird. Diese Feststellung erfolgt durch wiederholte röntgenologische Darstellung mit Kontrastölen.

Wenn ein kompletter Stopp eintritt, muß man die Striktur als dauernd impermeabel ansehen. In diesem Falle wird eine *Gastrostomie* vorgenommen. Es wird ein Längsschnitt in der Magengrube angelegt und nach Durchtrennung der Bauchdecken die vordere Magenwand vorgezogen. Dann wird ein Gummischlauch zwischen 2 Falten der Magenwand festgenäht; an dem einen Ende der Faltennaht wird ein kleines Loch in den Magen eingeschnitten und das Schlauchende 5 cm lang in das Innere eingeführt. Nach Bauchdeckennaht kann die Ernährung durch den Magenschlauch mittels Trichter durchgeführt werden (s. Abb. 26). — Die Dehnungsbehandlung der Speiseröhrenverengung wird dann fortgesetzt; die WITZEL-Fistel gibt auch die Möglichkeit einer retrograden Dehnungsbehandlung bzw. der sog. HACKER'schen Sondierung ohne Ende. — Die Sondenbehandlung erfordert viel Geduld und Sorgfalt, führt aber im allgemeinen immer zum Ziel. Bei Mißerfolg ist die Ausführung einer antethorakalen Oesophagusplastik angezeigt. Spontanruptur des Oesophagus wird sehr selten beobachtet, meist bei Potatoren. Sie ist meist in die Nähe der Cardia lokalisiert und verläuft unter stürmischen Erscheinungen.

b) Variköse Ausbuchtungen

Bei *Varizen an den unteren Gliedmaßen* kann durch Platzen eines Knotens eine Gefahr entstehen. Häufig ist die entstehende Blutung, die spontan auftritt oder im Anschluß an ein geringfügiges Trauma, durch konservative Maßnahmen wie Kompression und Elevation nicht vollständig zu beherrschen. Die operative Blutstillung erfolgt durch Umstechung der blutenden Vene und Ligatur; vorteilhafter ist es aber, die Exstirpation des Varixknotens auszuführen, was in örtlicher Betäubung und unter Anwendung von Blutleere nicht schwierig ist.

Die varikösen Ausbuchtungen im *Plexus hämorrhoidalis* können dringliche Maßnahmen bedingen durch Entzündung, Einklemmung und Blutung, während die Infektionsgefahr gering ist. Man unterscheidet die von Haut bedeckten äußeren Hämorrhoiden von den mit Schleimhaut bedeckten inneren; am häufigsten kommen die sogenannten intermediären vor, die teils Haut-, teils Schleimhautbedeckung haben. Die Schmerzen nach dem Stuhlgang werden hervorgerufen durch Rhagaden, die sich zwischen den Knoten bilden. Infolge der Schleimabsonderung kommt es leicht zu Ekzemen in der Analgegend, die mit lästigem Juckreiz verbunden sind. Sehr heftige, krampfartige Schmerzen werden bedingt durch Einklemmung durch den Schließmuskel des Anus. Hierbei besteht die Gefahr der Thrombose bzw. Gangrän. Schmerzen werden bekämpft durch Kamillenbäder oder -umschläge; vor kritikloser Anwendung von Zäpfchen ist zu warnen. Puderbehandlung, auch Röntgenbestrahlung erweisen sich wirksam gegen das Ekzem.

Die *Blutungen* treten in verschiedener Stärke auf; bisweilen hören die Schmerzen nach eingetretener Blutung auf. In anderen Fällen kann sich durch Hämorrhoidalblutung der Zustand schwerer Anämie ergeben, sodaß Bluttransfusion durchzuführen ist.

Eine *operative Behandlung* ist erst angezeigt, wenn die konservativen Maßnahmen versagen, die besonders in Diätregelung und Sitzbädern bestehen. Ein wirksames Verfahren der Betäubung ist die kegelförmige Novokain-Infiltration des Anus und unteren Mastdarmabschnittes auf dem eingeführten Finger. Von den verschiedenen Methoden hat sich das Abbrennen auf dem Blatt einer Quetschzange sehr gut bewährt. Um ein Nachbluten durch Ablösen des Schorfes zu verhindern, empfiehlt sich Anlegung einer Ligatur unter der Zange. Im allgemeinen sollen nicht mehr als 3—4 Knoten wegen Stenosegefahr abgetragen werden. In schweren, rezidivierenden Fällen wird die Operation nach WHITEHEAD ausgeführt, wobei eine ringförmige Umschneidung an der Haut-Schleimhautgrenze und weitgehende Auslösung des Schleimhautrohres mit dem ihr anheftenden Venenkranz erfolgt. Der Schleimhautlappen wird quer abgeschnitten und der entstehende Wundrand mit dem Hautwundrand vernäht. Die Exstirpation mit Umschneidung des Anus und Herauspräparieren des Kranzes ist wegen Gefahr einer Aufhebung des Sphinkter-Verschlusses nicht anzuraten. Bei der Nachbehandlung ist wichtig die Ruhigstellung des unteren Mastdarmteils durch Opium und Einlegen eines Darmrohrs für 5—6 Tage. Eine länger dauernde Ruhigstellung ist zu widerraten. Nach Abbrennen oder Exzision ist in den folgenden Tagen die Schleimhaut geschwollen und prolabiert geschwulstartig aus dem Anus. Diesen entzündlichen Zustand bekämpft man mit Bleiwasser-Umschlägen. Die Schwellung läßt bald nach.

Die *Verödungsbehandlung* kommt in Frage für kleinere, weiche Knoten. Diese werden eingestellt, und es wird 5% Chinin-Urethan, Varicocid oder 20%ige Kochsalzlösung injiziert. — Abgesehen von der langen Dauer der Behandlung werden Rückfälle und schmerzhafte Thrombosen beobachtet, so daß das Verfahren nicht als harmlos gelten kann.

c) Durchblutungsstörungen

Unterbrechung oder Störungen der Blutversorgung sind neben traumatischen Einwirkungen die wichtigsten Ursachen für Auftreten einer Gangrän. Im Vordergrund steht die arterielle Strombahn. Eine Thrombose bei Intima-Verletzung, Infektionskrankheiten, eitriger Entzündung oder Gefäßkompression (Geschwulst) ist prognotisch stets ernst zu nehmen. Auch nach Operationen können infolge Änderung der Blutzusammensetzung und Strömungsverlangsamung sich Thrombosen in den tiefen Oberschenkel- und Beckenvenen bilden, die meist der Feststellung entgehen. Es liegt nicht im Rahmen dieser Darstellung, auf das umfangreiche Gebiet näher einzugehen.

Die *chronischen Gefäßwanderkrankungen* bedürfen jedoch eines besonderen Hinweises unter Zugrundelegung der neuerdings von SUNDER-PLASSMANN dargestellten Erkenntnisse. Die Mehrzahl der an Durchblutungsstörungen leidenden Kranken wird durch den Schmerz zum Arzt geführt. Dieser tritt anfallsweise auf, bei weiterem Fortschreiten der Erkrankung handelt es sich um Dauerschmerz. Diagnostisch wichtig ist die Erfahrungstatsache, daß der Schmerz bei herabhängenden Gliedmaßen nachläßt. Ferner besteht eine hochgradige Veränderung der Hautfarbe. Besonders die Zyanose kann verschiedene Grade aufweisen, infolge verlangsamter Strömungsgeschwindigkeit in der peripheren Blutbahn. Eine diagnostische Bedeutung hat ferner die Wärmemessung an symmetrischen Stellen. Bei spastischen Durchblutungsschäden tritt keine Veränderung des Pulses auf, während bei dem organischen Gefäßprozeß dieser abgeschwächt ist oder fehlen kann. Bei stärkeren Graden wird meist ein Ödem beobachtet, bei spastischen Störungen trophische Schädigungen in Form von Rhagadenbildung und sklerodermatischen Veränderungen der betreffenden Gebiete.

Die RAYNAUD'sche Krankheit ist vasomotorischen Ursprungs ohne organische Veränderungen an den Gefäßen. Sie befällt vorzugsweise das weibliche Geschlecht, auch im jugendlichen Alter. Charakteristisch ist das symmetrische Auftreten sowie die häufige Lokalisation an den Händen. Der Unterschied gegenüber organisch bedingten Gefäßerkrankungen, die zur Extremitätengangrän führen, besteht darin, daß der Puls immer fühlbar bleibt, und daß durch Lagewechsel der befallenen Gliedabschnitte keine wesentliche Änderung der Hautfarbe zu erzielen ist. Eine zur Amputation führende Extremitätengangrän wird fast niemals beobachtet.

Die *Endangitis obliterans* (BÜRGER'sche Krankheit oder juvenile Spontangangrän), die vorwiegend das männliche Geschlecht im 18. bis 40. Lebensjahr betrifft, weist entzündliche Verdickung der Intima mit zunehmendem Gefäßverschluß auf. In der überwiegenden Mehrzahl ist die untere Extremität befallen, als begünstigender Faktor ist Nikotinabusus anzusehen. Die Erkrankung verläuft meist in Schüben und kann jahrelang latent bleiben. Charakteristisch ist die Empfindlichkeit gegen Kälte und die Veränderung des peripheren Pulses. Schmerzen und trophische Störungen, Veränderung der Hautfarbe, intermittierendes Hinken sind die klinischen Zeichen; die drohenden Folgeerscheinungen sind zunehmende Nekrose. — Die *Behandlung* besteht in Diät, Bestrahlungen, Rauchverbot, Anwendung spasmolytischer Medikamente (Eupaverin, Padutin). Als aussichtsreich erweist sich die lumbosakrale Ganglien- bzw. Grenzstrangresektion.

Von großer praktischer Bedeutung sind die *diabetische Gangrän* und der *Altersbrand*. Gegenüber den bisher besprochenen Formen wird das höhere Lebensalter betroffen, ohne daß sich eine schematische Grenze festlegen läßt. Beim Diabetiker geben die Stoffwechselstörungen den Boden ab, auf dem die Gefäßschäden entstehen. Der diabetische Brand zeigt eine scharfe Demarkierung gegenüber dem Gesunden; organische Veränderungen bestehen an den peripheren, kleinen Gefäßen. Die beste Behandlung ist die prophylaktische Herabsetzung des Blutzuckerspiegels durch diätetische Maßnahmen und Insulinbehandlung.

Der *Altersbrand* entwickelt sich auf dem Boden einer Arteriosklerose. Das Auftreten erfolgt nicht plötzlich. Als *Frühsymptom* bestehen häufig Schmerzen in den Waden bei Bewegungen, die in Ruhestellung fehlen. Das bekannte Zeichen des „intermittierenden Hinkens" geht jahrelang dem Ausbruch der Krankheit voraus. Die sekundäre Thrombose der Arteria femoralis führt erst dann zur Nekrose, wenn die Kollateralgefäße ebenfalls verkalken. Die Nekrose ist im allgemeinen nicht so scharf abgesetzt wie beim diabetischen Brand. — Bei den ersten Anzeichen der Erkrankung ist Nikotinverbot angezeigt. Zur Schmerzbekämpfung werden gefäßerweiternde Mittel empfohlen (Euphyllin, Padutin, Eutonon, Priscol). Zur Bekämpfung der Schmerzen zeigt vielfach die Novocainblockade des lumbalen Grenzstranges eine gute Wirkung.

Die Entstehung einer *Gangrän* zeigt sich an erster Stelle durch Schmerzen in dem unzureichend durchbluteten Gewebe. Neben fehlendem Puls der Hauptarterien bestehen charakteristische Hautveränderungen, und zwar hochgradige Blässe wie auch Zyanose infolge Blutstauung in den Gefäßen. Das nekrotische Gewebe grenzt sich von dem lebenden durch eine Demarkationslinie ab. Beim Altersbrand zeigen sich die ersten Erscheinungen in dem Auftreten eines schmerzhaften blauen Fleckes an einer oder mehreren Zehen. Beim *trockenen Brand* (Mumifikation) schrumpft das Gewebe infolge Austrocknung ein. Da die Resorption aufhört, und Bakterien der Nährboden entzogen wird, so handelt es sich um die mildere Form der Nekrose. Anders ist dagegen die *feuchte Gangrän* zu beurteilen. Hierbei bilden sich an der Oberfläche mißfarbene Blasen, die stinkendes Sekret entleeren. Der Feuchtigkeitsgehalt des Gewebes gibt günstige Lebensbedingungen für pyogene oder putride Infektionserreger. Deshalb muß die Behandlung die Forderung erfüllen, die Ausbildung eines feuchten Brandes zu vermeiden und möglichst Spontanabstoßung zu erreichen. Bettruhe, Vermeidung feuchter oder Salbenverbände, Einpudern der befallenen Abschnitte sind die durchzuführenden Maßnahmen. Die Amputation (s. S. 98) muß rechtzeitig durchgeführt werden; die Höhe der Absetzung ist abhängig von der Puls- und Hautbeschaffenheit.

d) Paraphimose

Das klinische Bild ist äußerst charakteristisch. Die Eichel ist geschwollen und bläulich verfärbt; sie ist eingeklemmt durch den Saum der nach hinten gestreiften und hier festgehaltenen Vorhaut. Da die Eichel eine konische Form hat, so kann eine verengte Vorhaut leicht einklemmen. Die hinter der Glans hervortretenden 2 zirkulären Wülste bestehen demnach aus dem zurückgestreiften inneren und äußeren Vorhautblatt; bisweilen handelt es sich auch um einen umschnürenden Fremdkörper (Ring oder Faden) der in der geschwollenen Vorhaut völlig verborgen liegt, was die Patienten meist verheimlichen. Differentialdiagnostisch wird angegeben, daß sich bei der Umschnürung das Frenulum nicht bis auf die Raphe der Penishaut verfolgen läßt. Infolge Zirkulationsbehinderung und der Schwellung der Glans treten heftige Schmerzen auf. Wenn, wie es bisweilen aus falschem Schamgefühl beobachtet wird, die Behandlung erst spät in Anspruch genommen wird, so kann es an dem Schnürring infolge der übermäßigen Spannung zu Geschwürsbildungen, auch zur Entstehung von Gangrän des Praeputium, seltener der Glans penis kommen. Die Harnentleerung ist erschwert oder unmöglich geworden.

Es gelingt bisweilen, durch Bettruhe und Anwendung kalter Kompressen eine Heilung zu erzielen. Im allgemeinen ist es in jedem Falle berechtigt, zuerst die *unblutige Reposition* zu versuchen. Hierbei geht man zweckmäßig so vor, daß nach sorgfältiger Waschung des Penis zuerst die Eichel entspannt wird durch feuchte Kompressen und leichtes Streichen von vorn nach hinten. Dann umgreift man den Penis mit der linken Hand an der Umschnürungsstelle und übt mit dem Daumen, Zeige- und Mittelfinger eine manuelle Kompression auf die Eichel aus, während gleichzeitig mit der linken Hand der Ring nach vorn gestreift wird. Es ist wichtig,

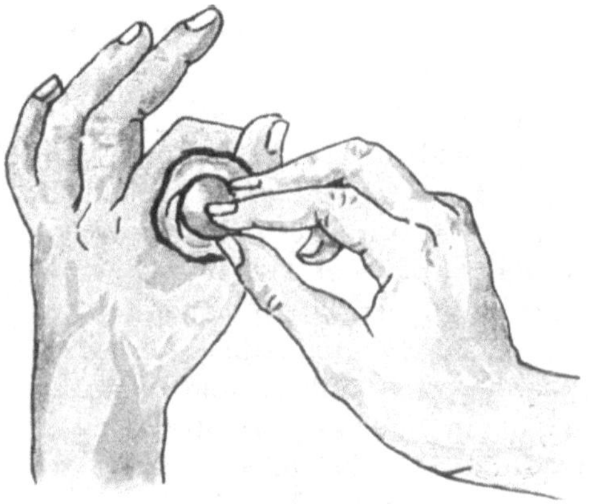

Abb. 27. Reduktion der Paraphimose.

langsam und geduldig vorzugehen. In vielen Fällen gelingt es so, die Vorhautwulst über die Eichel zu schieben. Danach läßt man einige feuchte Kompressen anwenden (Abb. 27). Sofern aber dieser Versuch nicht zum Ziele führt, was bei Fremdkörperumschnürung immer der Fall ist, soll mit der operativen Behandlung nicht gezögert werden. Diese gestaltet sich technisch sehr einfach, indem auf der Dorsalseite der einschnürende Ring nach Durchschieben einer Hohlsonde durch den Schnürring vorsichtig eingeschnitten wird (Abb. 28). Danach vertieft man die Inzision, bis es gelingt, die Vorhaut über die Eichel zurückzuziehen. Zur Blutstillung werden Nähte durch die Schnittflächen gelegt. — Wenn keine Infektion besteht, kann die Radikaloperation der Phimose angeschlossen werden; besser ist es aber, bis zum Abklingen des Ödems abzuwarten.

e) Akute Harnverhaltung

Die plötzlich auftretende Unfähigkeit, trotz gesteigerten Harndranges die Blase zu entleeren, kann verschiedene Ursachen haben. Sie kann schon dadurch hervorgerufen werden, daß manche Menschen, die Bettruhe innehalten müssen, in liegender Stellung nicht urinieren können. Bei der sog. *postoperativen Harnverhaltung*, die besonders häufig nach Laparotomien sowie Operationen an den Genitalien und am Rektum auftritt, hat man bisweilen Erfolg mit Wärmeanwendung auf die Blasengegend oder intravenöser Urotropininjektion. Es kommt nicht selten vor, daß der operierte Kranke die Ursachen seiner Beschwerden verkennt, so daß der Arzt die Urinentleerung stets kontrollieren muß. Der Katheterismus darf niemals vorschnell angewandt werden. Es gelingt häufig nach einiger Zeit, eine spontane Entleerung zu erzielen; dagegen ist es nach einmaliger Katheter-Einführung meist schwierig, von der instrumentellen Entleerung loszukommen. Es ist auch zu berücksichtigen, daß nach einer Operation die Blase sich infolge geringerer Flüssigkeitsaufnahme und geschwächter Herzkraft langsamer füllt.

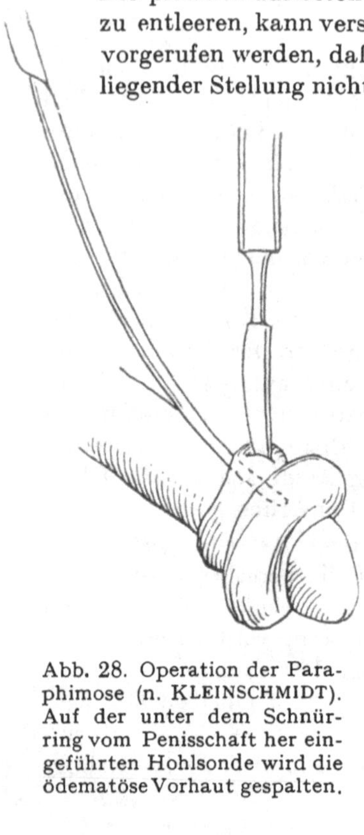

Abb. 28. Operation der Paraphimose (n. KLEINSCHMIDT). Auf der unter dem Schnürring vom Penisschaft her eingeführten Hohlsonde wird die ödematöse Vorhaut gespalten.

Die Entstehung einer vollständigen Harnverhaltung kann bedingt sein durch nervöse, spinale und cerebrale Ursachen (z. B. Apoplexie, Encephalitis epidemica, Meningitis, Tabes, multiple Sklerose, Commotio cerebri). Reflektorische Harnretention wird beobachtet nach Operation von Hernien, Haemorrhoiden, Rectalprolaps; periproktische und Prostata-Abszesse können sich durch akute Harnverhaltung dokumentieren. Von großer praktischer Bedeutung als auslösende Faktoren sind Harnröhrenstrikturen und bei älteren Männern Prostatahypertrophie.

Die von CIVIALE angegebenen Gesichtspunkte erschöpfen zwar die Differentialdiagnostik nicht, können aber vielfach die Auswertung erleichtern. Danach sind Harnverhaltungen bei Kindern meist auf angeborene Hindernisse zurückzuführen, im Jünglingsalter auf gonorrhoische Prostataabszesse; zwischen dem 30. und 50. Lj. handelt es sich am häufigsten um Strikturen und jenseits des 50. Lj. um Prostatahypertrophie. — Für den praktischen Arzt wird nun eine Domäne für seine Behandlungskunst geschaffen durch die Formen von Urin-Retention, die auf Verlegung der Harnwege zurückzuführen sind, durch Narben-Striktur und Prostatahypertrophie. Wenn man berücksichtigt, daß in höherem Lebensalter der Organismus wegen Absinkens seiner Widerstandsfähigkeit operative Eingriffe schlecht verträgt, dann ergibt sich hieraus der Wert der Frühdiagnose. Bei aufmerksamer Beachtung der im Beginn der Prostatahypertrophie auftretenden Beschwerden läßt sich die Gefahr der sich allmählich auswirkenden Nierenschädigung erheblich vermindern.

Die *Prostatahypertrophie*, die häufigste Erkrankung im höheren Mannesalter, hat ihren Ausgangspunkt in den periurethralen Drüsen. Es handelt sich um eine gutartige Erkrankung von adenofibromyomatösem Typus. Die Bezeichnung ist daher irreführend, da es sich nicht um eine Neubildung der Prostata handelt, die vielmehr durch Druckwirkung des Adenoms eine atrophische Veränderung erleidet; sie ist aber allgemein eingebürgert. Nur der fünfte Teil aller Männer mit Prostatahypertrophie erkrankt an klinischen Erscheinungen. Die einfachste Untersuchung ist die digitale Palpation des Rektums in Rücken- oder Knieellenbogenlage. Man fühlt das Organ als ganzes vergrößert, verhärtet und druckschmerzhaft. Die Urinsperre tritt meist plötzlich auf, während bei der *Narbenstriktur der Harnröhre* das Krankheitsbild sich allmählich entwickelt. Differentialdiagnostisch wichtig ist auch die Art der Urinentleerung. Beim Prostatiker beobachtet man einen senkrechten Harnstrahl („Stiefelpisser"), während bei Striktur die Entleerung in geteiltem oder gedrehtem Strahl erfolgt, aber mit Druck; ebenso tritt hier ein Nachtröpfeln auf. In schwereren Fällen wird der Urin erst nach längerem Pressen in dünnem Strahl entleert, der oft unterbrochen wird. Schließlich kann es zu dem qualvollen Zustand kommen, daß der Harn nur tropfenweise entleert wird; der schmerzhafte Zustand dauernden Harndranges kommt hinzu, und endlich ist die Harnentleerung völlig unmöglich. Sowohl bei Striktur wie bei Prostatahypertrophie kann die komplette Verhaltung in akuter Weise durch Hinzutreten des Oedems der Mucosa ausgelöst werden, häufig im Anschluß an sexuelle oder alkoholische Exzesse.

Das beste Verfahren, das Hindernis in der Harnröhre auszuschalten, besteht in der Einführung eines Instrumentes bis zur Blase. Es ist die schonendste und gewissermaßen physiologische Methode, um den gestörten Urinablauf in Gang zu bringen; aber sie kann bei unsachgemäßer Anwendung schweren Schaden anrichten. Es ist daher jedem Arzte dringend zu raten, sich mit der Technik vertraut zu machen; zum Gelingen des *Katheterismus* und der *Bougie-Behandlung* gehört Geschicklichkeit und Glück.

Die *Behandlung der Striktur* gehört zu den dankbarsten Aufgaben der Ärzte. Das schonendste Verfahren ist die allmähliche Dilatation, mit der es fast immer gelingt, die Beschwerden und die durch die Verengung bedingten Gefahren zu beseitigen. Die eingeführten Metallsonden mit gebogener Spitze sollen nicht nur mechanisch den Narbenring erweitern, sondern vielmehr auch zur Erweiterung der Narbe beitragen. Dabei sind die oberflächlichen Narben gonorrhoischen Ursprungs leichter zu beeinflussen als die posttraumatischen, bei denen die Umgebung weithin schwielig verändert ist.

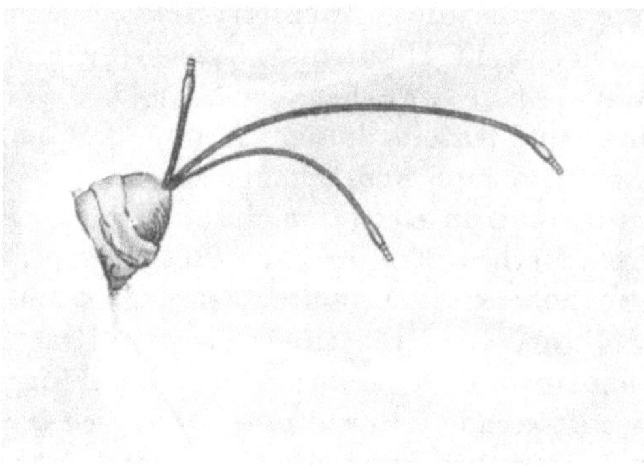

Abb. 29. Bougieren mit filiformen Bougies. (Das erste hat die Striktur überwunden.)

Die durch Auskochen sterilisierten Sonden werden durch Öl, Glycerin oder Katheterpurin schlüpfrig gemacht. Die allgemeine Technik ist die gleiche wie beim Katheterismus (s.u.). Bei engen Strikturen bewährt sich die Anwendung der elastischen *filiformen Bougies* aus Seidengespinst. Diese werden unter vorsichtigem Vor- und Zurücktasten und entsprechenden Wendungen des Gliedes geführt, bis die Spitze in den Eingang der Striktur gleitet. Man kann sich die Einführuug dadurch erleichtern, daß 2—3 Bougies nebeneinander gegen die Strikturöffnnng vorgeschoben werden und nun abwechselnd vorgetastet wird (s. Abb. 29). — Bei Liegenlassen der Leitsonde für 24—48 Stunden, fließt der Harn erst tropfenweise, später in dünnem Strahl ab. Der Vorteil für die Behandlung der akuten Harnretention besteht auch darin, daß man auf das Gewinde des Leitbougies einen Katheter aufschrauben kann, dessen Einführung in die Blase leicht gelingt (Abb. 30).

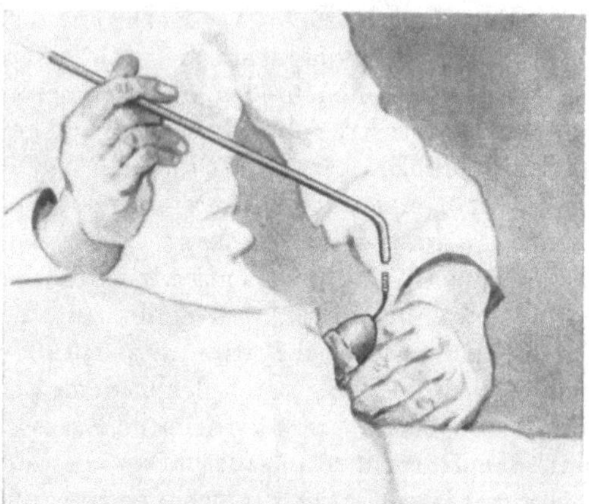

Abb. 30. Bougie filiforme mit aufschraubbarem Katheter.

Bei der *Prostatahypertrophie* gehört zu den wichtigsten Maßnahmen der *Katheterismus*. Dieser ist indiziert bei der akuten Harnverhaltung wie auch bei den chronischen inkompletten Retentionen. Die Einführung eines Katheters bedeutet für den Arzt ein erhebliches Maß von Verantwortung; sie soll mit Sorgfalt und Geduld erfolgen.

Zunächst ist die Lagerung des Patienten wesentlich. Der Kopf liegt erhöht, das Gesäß wird durch ein hartes Kissen angehoben, die Oberschenkel sind angezogen. Peinlichste Asepsis ist Grundregel; nur ausgekochte Instrumente dürfen verwendet werden, die Eichel wird mit einem in Sublimat getauchten Tupfer desinfiziert. Der Arzt verwendet sterile Handschuhe. Die Harnröhre wird durch Instillation von 5—10 ccm einer 2%igen Novokain-Adrenalin-Lösung anästhesiert; bei Ulceration der Harnröhre oder oberflächlichen Verletzung durch instrumentelle Maßnahmen ist Suprarenin zu vermeiden wegen Gefahr von Vergiftungserscheinungen durch zu schnelle Resorption.

Die Anästhesie ist wichtig zur Beseitigung der Muskelkontraktion bzw. des von der Schleimhaut ausgehenden Reflexes. Ebenso wesentlich ist die Gleitfähigkeit; zu diesem Zwecke wird der Katheter mit Katheterpurin und die Harnröhre durch Einspritzung von sterilem Olivenöl oder Paraffin gleitfähig gemacht. Verwendet man metallene Katheter, so sind diese anzuwärmen, weil das kalte Instrument den Muskel reizt, so daß hierdurch am Isthmus ein starker Muskelkrampf ausgelöst werden kann. Die weichen und biegsamen Katheter sind den metallenen, die leicht Verletzungen hervorrufen können, unbedingt überlegen. Besonders empfehlenswert ist die Benutzung des sogenannten TIEMANN-Katheters mit aufgebogenem Schnabel, der in einem weichen Gummiknopf endet. (Abb. 31)

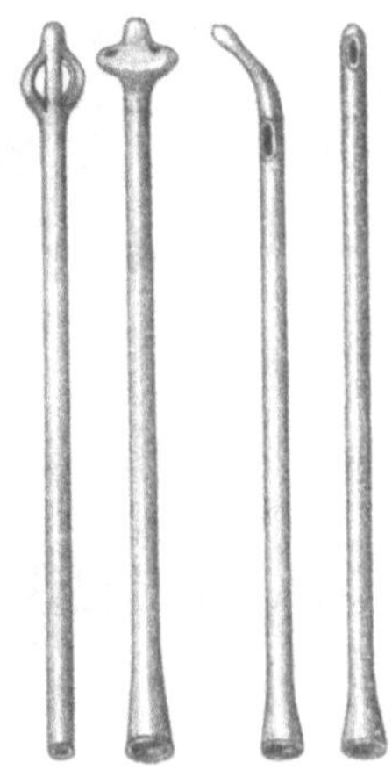

Abb. 31. Katheter. a) Malévot, b) Pezzer, c) Tiemann, d) Nélaton.

Im allgemeinen beginnt man den *Katheterismus* mit einem dicken oder mittelstarken Katheter; dieser schiebt grobe Hindernisse beiseite, während ein dünner sich in Taschen fangen oder einen „falschen Weg" herbeiführen kann.

Für das Gelingen dient als Grundsatz, jede Kraftanstrengung beim Einführen des Instrumentes zu vermeiden. Man steht an der linken Seite des Patienten; die linke Hand hält den Penis straff gespannt, mit der rechten wird der Katheter vorsichtig in den Anfangsteil der Harnröhre eingeführt, und nun wird der Penis über diesen gezogen. Bei Eintritt in die hintere Urethra wird der Pavillon gesenkt; bei Widerstand in der P. prostatica wird die Katheterführung der linken Hand überlassen und mit der rechten die Radix penis unter die Horizontale herabgedrückt. Dann erfolgt meist leichtes Eingleiten des Instrumentes in die Blase. Trifft man auf ein Hindernis, so zieht man den Katheter etwas zurück und versucht nach einer Pause die Einführung von neuem. Jedes brüske Vorgehen kann einen Spasmus der hinteren Harnröhre auslösen und den Katheterismus vereiteln. Kommt es bei unruhigen Patienten zu einem Harnröhrenkrampf, so muß man gegen das hierdurch hervorgerufene Hindernis die Katheterspitze ohne Gewalt angedrückt halten; allmählich gelingt dann die Durchführung. Wenn der Katheter in die Blase gelangt ist, und Urin abfließt, so muß das äußere Ende desselben gesenkt und auch die auffangende Schale tief gestellt werden. Bei älteren Prostatikern muß man naturgemäß mit einer brüchigen und leicht blutenden Schleimhaut rechnen. Es kommt dann vor, daß das Katheterauge durch ein Blutgerinnsel verstopft wird, und der Urinstrahl abbricht; dann genügt ein Durchspritzen mit einer geringen Menge lauwarmen, ausgekochten Wassers.

Wenn der Katheterismus nicht gelingt, so kann man einen Versuch anschließen mit filiformen Bougies, die als Gleitsonde dienen und einem Metallkatheter aufgeschraubt werden.

Nicht selten werden schon durch die erste Katheterisierung Urin-Retentionen verschiedenster Ursache definitiv beseitigt. Es empfiehlt sich aber auch in diesen Fällen, den Erfolg durch systematische Sondendehnung des Sphinkters zu festigen. Bisweilen tritt im Anschluß an den Katheterismus Fieber und Schüttelfrost ein („Katheterfieber"); man verordnet dann 0,5 Chinin oder Euchinin.

In bestimmten Fällen ist es notwendig, einen *Dauerkatheter* anzulegen, wenn man z. B. die Blase leer halten oder eine länger dauernde Dehnung durchführen, ebenso wenn man nach Harnröhrenverletzung den Urin ableiten will. Hierfür eignen sich ausschließlich weiche Katheter, die so eingeführt werden müssen, daß die Blase vollständig entleert wird; d. h., das Auge des Katheters muß über dem inneren Orificium stehen. Das Befestigen des Dauerkatheters ist bisweilen schwierig, und zahlreiche Methoden sind in Gebrauch. Die einfachste erweist sich auch hier als die beste. Der Katheter wird 1 cm oberhalb der Harnröhrenmündung mit einem dicken Seidenfaden umschlungen, und die Fadenenden durch Heftpflasterstreifen am Penis fixiert (s. Abb. 32). Viele Patienten vertragen den Dauerkatheter mehrere Wochen, bei anderen tritt Urethritis ein, dann muß der Katheter jeden 2. oder 3. Tag gewechselt werden.

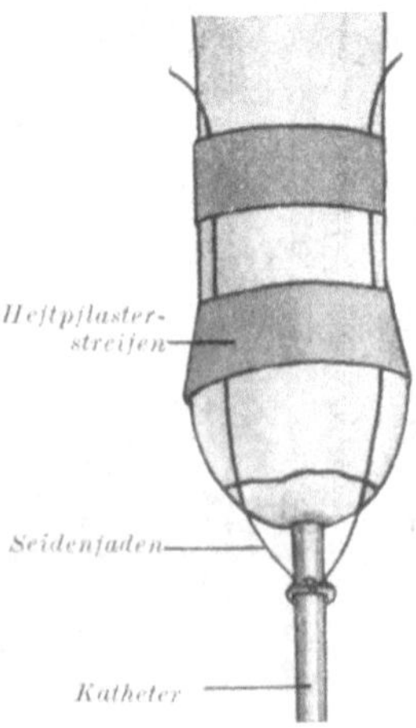

Abb. 32. Befestigung des Dauerkatheters.

Beim Mißlingen des Katheterismus ist sogleich die *Blasenpunktion* angezeigt. Es handelt sich hierbei um einen einfachen und bei überdehnter Blase ungefährlichen Eingriff, der den Kranken schlagartig von seinem qualvollen Zustand befreit, und der in keinem Verhältnis steht zu dem Trauma, das durch lange fortgesetzte Katheterisierungsversuche ausgelöst wird. Selbstverständlich ist streng aseptisch vorzugehen. Man verwendet einen Trokar oder eine Hohlnadel von 2 mm Stärke. Da bei gefüllter Blase die peritoneale Umschlagsfalte abgedrängt ist, so ist eine Verletzung nicht möglich, wenn man in einer Entfernung von 1—1 ½ cm vom oberen Symphysenrand die Nadel durch den prävesikalen Raum einsticht. In einer Tiefe von 4—5 cm, bei dicken Personen bis 10 cm, hat man das Gefühl des aufhörenden Widerstandes; die Kanülenspitze befindet sich in der Blase (s. Abb. 33). Die Entleerung des Urins soll bei überdehnter Blase niemals vollständig durchgeführt werden wegen Gefahr der Nierenschädigung oder Blutung ex vacuo. Nach Beendigung wird die Nadel ruckartig zurückgezogen; die Hautöffnung schließt sich sofort. — Man kann die Blasenpunktion mehrfach wiederholen. Handelt es sich um eine Striktur, so genügt häufig eine einzige Punktion; durch Abschwellung der Narbengegend kann der Patient dann meist spontan urinieren, oder es läßt sich jetzt der Katheterismus ohne Schwierigkeit durchführen. Auch beim Prostatiker tritt bisweilen sogleich freier Urinabfluß ein; sonst muß man die Punktion wiederholen, oder man kann bei schwerster Retention und Unmöglichkeit des Katheterismus eine suprapubische Fistel anlegen. In Lokalanaesthesie wird von einem medianen Hautschnitt eingegangen; nach Trennung der Mm. recti, wird das Peritoneum von der Blase abpräpariert und stumpf heraufgeschoben. Nach Anaesthesierung der Blasenwand wird diese zwischen zwei Haltefäden eröffnet und sogleich ein Pezzer-Katheter (Abb. 31) eingeführt. Die Blasenwunde wird dicht verschlossen

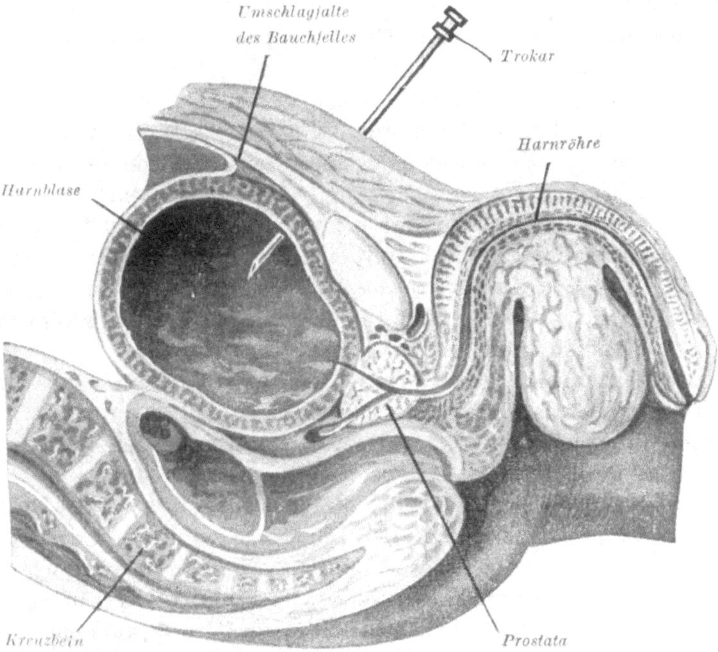

Abb. 33. Blasenpunktion. Einführen der Kanüle am oberen Teil der Schamfuge in den durch Blasenfüllung erweiterten, vom Bauchfell freien Abschnitt der Blasenwand.

und das Cavum Retzii drainiert. Danach erfolgt Verschluß der Bauchdeckenwunde durch mehrreihige Naht.

f) Urin-Infiltration

Wenn bei einem Riß in der Harnröhre, der bei starkem Pressen zur Überwindung einer Striktur jederzeit leicht entstehen kann, ein kleiner Teil des Urins in das periurethrale Gewebe übertritt, so kommt es zu einem lokalisierten *Urin-Abszess.*

Man muß an diese Möglichkeit denken, auch wenn die Harnentleerung nicht gestört ist. Es findet sich Schwellung und Rötung der Haut, und im Verlaufe der Harnröhre sowie am Damm sind schmerzhafte Infiltrate zu tasten, die anfangs hart sind. Meist besteht Störung des Allgemeinbefindens und Temperaturerhöhung. In jedem Falle ist frühzeitige operative Behandlung angezeigt; man soll keinesfalls abwarten, bis Fluktuation entsteht, da bei spontanem Durchbruch Harnröhrenfisteln zurückbleiben. Die Inzision erfolgt auf der Höhe der Verhärtung nach den allgemeinen Regeln der Abszeßbehandlung. Wenn bei Abtastung der Abszesshöhle am Rande Unterminierungen festgestellt werden, so legt man Gegen-Inzision an.

Ein sehr gefährliches Ereignis ist die *Urin-Infiltration,* die bei Verletzungen, Entzündungen, Strikturen, Prostatahypertrophie, Katheterismus und Bougierung („fausse route") entstehen kann. Hierbei muß der Praktiker häufig eine dringliche Operation vornehmen, von der das Leben des Patienten abhängig ist. Die Prognose ist in höherem Alter ungünstig.

Durch Eindringen des zersetzten Urins in das Zellgewebe kommt es zu entzündlichen Infiltraten, die auf das Beckenbindegewebe übergreifen. Skrotum, Penis, Damm und Gesäßgegend sind teigig und ödematös, die Haut gerötet und blaugelb verfärbt; bisweilen läßt sich Knistern von Gasblasen durchtasten. Es liegt ein schweres Krankheitsbild vor mit Schüttelfrost, Kollaps, trockener Zunge und Pulsbeschleunigung. Die Zeichen der schweren Infektion verschlimmern sich stündlich. Ein penetranter Harngeruch umgibt den Patienten.

Durch den zersetzenden Urin kommt es zu Verjauchung und Gewebseinschmelzung; die Haut wird gangränös und stößt sich ab. Wenn operative Hilfe zu spät kommt, so tritt unter den Zeichen schwerer Sepsis der Tod ein. Besonders ernst ist die Prognose bei gleichzeitigen Beckenbrüchen, wenn der infektiöse Prozeß sich innerhalb des Beckenbindegewebes verbreitet.

Deshalb tritt an den praktischen Arzt in diesen Fällen die Aufgabe heran, rasch und energisch zu handeln. Nur unverzügliches chirurgisches Vorgehen kann den Patienten retten. Zur Beseitigung des uroseptischen Zustandes *muß das infiltrierte Gewebe breit gespalten werden.*

In Steinschnittlage sind, möglichst unter Einführung eines Metallkatheters, ausgiebige Inzisionen vorzunehmen in der Dammgegend, und zwar in der Mittellinie, um kein Gefäß zu verletzen. Weiter folgen Entspannungsschnitte durch das veränderte Gewebe am Skrotum sowie in der Gesäß- und Schambeingegend, an den Schenkeln und in der Leistengegend parallel zum Samenstrang; am Penis sind multiple Punktionen empfehlenswert. Danach werden die Wunden mit Rivanol-Kompressen bedeckt; der Abfluß der Flüssigkeit aus dem Gewebe geht von selbst vor sich. Es wird ausgiebig drainiert. Für die Wiederherstellung des Harnabflusses kommt, falls der Katheterismus nicht gelingt, eine suprapubische Blasendrainage in Frage.

Bei der Nachbehandlung sind Sitzbäder mit Zusatz von Kali permanganat oder Dauerbad empfehlenswert.

g) Eingeklemmter Bruch

Man erkennt eine Hernie an ihrer Form (Stiel in die Bauchhöhle) oder am Inhalt; Dünndarm ist durch Perkussion festzustellen, Netz durch Palpation (höckerig, knirschend). Incarcerationen kommen am häufigsten vor zwischen dem 40. und 60. Lebensjahr, bei Schenkelbrüchen ist entsprechend der absoluten Zahl der Hernien überhaupt die Einklemmungsgefahr 9mal größer als bei Leistenbrüchen. Bei letzteren erfolgt eine Einklemmung im beginnenden Mannesalter im äußeren Leistenring, in vorgerücktem Alter infolge Erschlaffung der Gewebe im inneren. Die Einklemmung wird hervorgerufen durch maximale Füllung einer Darmschlinge, durch zu enge Bruchpforte (elastische Einklemmung), ferner durch Achsendrehung, Invagination, fibröse Stränge im Bruchsack. Bei den seltener vorkommenden Hernien der Linea alba wird am häufigsten Dünndarm und Netz eingeklemmt. Netzeinklemmung macht sich geltend durch den plötzlichen Beginn der Erscheinungen und die pralle Spannung der Hernie infolge des Stauungstranssudates. Eine Aufhebung der Darmpassage besteht bei eingeklemmten Darmwandbrüchen (LITTRÉ'schen Hernien) häufig nicht, was leicht zu Fehldiagnosen führt.

Die *klinischen Erscheinungen* können stürmisch oder geringgradig verlaufen. Neben Kollaps, kolikartigen Leibschmerzen, Brechneigung ist für die Diagnose wichtig die Lokalisation der größten Druckempfindlichkeit im Bereich der Bruchpforte; diese tritt besonders hervor bei Kranken, die bisher von dem Bestehen einer Hernie keine Kenntnis hatten.

Die früher häufig geübte *Taxis* soll nur ausnahmsweise angewendet werden, wenn der Arzt frühzeitig nach erfolgter Einklemmung zum Patienten kommt, und eine Darmschädigung noch nicht zu erwarten ist. Die Gefahr ist bedingt durch starke Vermehrung des Blähungszustandes. Eine Taxisruptur kann eintreten an der Kuppe der inkarzerierten Darmschlinge oder an der Schnürfurche, besonders bei älteren, abgemagerten Patienten mit atrophischen Hautdecken. Auch das Fehlen von Bruchwasser ist ein begünstigender Faktor.

Die *Zirkulationsstörung*, von deren Grad die Prognose abhängt, ist bei kleinen Hernien meist hochgradiger als beim Vorfall eines größeren Darm- oder Netzabschnitts. Netzinhalt ist weniger gefährlich. Wenn die Haut über dem Bruchsack noch blaß und abhebbar ist, so kann der Versuch einer unblutigen Reduktion gemacht werden. Leistenbrüche gehen bisweilen bei Beckenhochlagerung oder im warmen Bad zurück. Zusammenfassend ergibt sich, daß ein Taxisversuch erlaubt ist im frühen Stadium der Einklemmung, bei großen Brüchen und beim Bestehen einer allgemeinen Gegenindikation gegen operativen Eingriff. Dagegen ist unblutige Beseitigung der Einklemmung zu widerraten bei längerem Bestehen derselben, bei straffen Bruchpforten (Hernia femoralis und umbilicalis) und beginnender Peritonitis. Der Taxisversuch muß überaus vorsichtig ausgeführt werden. Es wird der Bruchsack zart in seinem ganzen Umfang komprimiert. Wenn die Spannung etwas nachläßt, setzt man den Druck fort, aber niemals unter Kraftanwendung; die andere Hand umfaßt den Bruchsackhals. Wenn es gelingt, den Bruchinhalt zurückzudrängen, so ist digital zu prüfen, ob die Bruchpforte frei ist, oder der Bruchsack unter Erhaltung der Einklemmung im Bruchsackhals zu tasten ist (Reposition en bloc). Es kann ferner der Bruchsack mit Inhalt in die Schichten der Bauchdecken, besonders in das praeperitoneale Gebiet abgedrängt werden (Scheinreduktion). Ferner kann eine Verletzung des Bruchsackes beziehungsweise Bruchinhaltes eintreten.

Jeder Arzt muß vertraut sein mit den *Gefahren, die ein Taxisversuch mit sich bringt.* Besonders verhängnisvoll kann bei diagnostischen Irrtümern ein Taxisversuch sich gestalten, z. B. wenn es sich um entzündliche Prozesse handelt. Alle Kranken, bei denen die Einklemmung auf unblutigem Wege zurückging und insbesondere längere Zeit bestand, bedürfen ärztlicher Beobachtung, wobei die Leukozytenkontrolle wesentlich ist; bei Anstieg der Leukozytenzahl oder weiterem Bestehen der Beschwerden ist operative Indikation gegeben. Nach mehrfachen Repositionen durch den Kranken selbst wurden infolge Schädigung der Darmserosa und -muskularis intraperitonale Blutungen beobachtet, indem ein Repositionsversuch zum Riß der Darmwand führte.

Deshalb ist die *operative Behandlung der Brucheinklemmung* die Methode der Wahl. „Die unter Leitung des Auges durchgeführte operative Behebung der Einklemmung ist in der Regel wesentlich ungefährlicher und sicherer als die im Dunkeln arbeitenden unblutigen Rücklagerungsversuche" (KIRSCHNER). Es ist Aufgabe des behandelnden Arztes, dafür zu sorgen, daß die Operation unverzüglich durchgeführt werden kann; man macht immer wieder die Erfahrung, daß ein Patient, bei dem früher eine Irreponibilität nach Bettruhe wieder zurückgegangen war, nun schwer von der Notwendigkeit eines sofortigen Eingriffs überzeugt werden kann.

Im vorgeschrittenen Stadium, bei Stuhlverhaltung, vermehrter Peristaltik, Bauchauftreibung, Erbrechen, Kräfteverfall muß gegebenenfalls die *Herniotomie* als lebensrettender Eingriff auch unter ungünstigen äußeren Umständen vorgenommen werden. Hierfür ist örtliche Betäubung meist ausreichend. Als Vorbereitung ist wie bei jeder Ileus-Operation eine Magenspülung vorzunehmen. Die Technik gestaltet sich folgendermaßen: Ein nicht zu kurzer Weichteilschnitt wird über die Bruchgegend gelegt. Danach wird unter vorsichtiger Durchtrennung der Bauchdecken der Bruchsackhals freigelegt. Der Bruchsack wird an einer gut abhebbaren Stelle mit 2 Klemmen zart gefaßt, zwischen denen er dann eröffnet wird. Die Eröffnung desselben muß dann so weit ausgedehnt werden, daß der Inhalt frei zu übersehen ist. An der Beschaffenheit des Bruchwassers (klar, trübe, eitrig, jauchig) und dem Aussehen des abgeschnürten Eingeweideteils kann man schon die Entscheidung treffen, ob eine Radikaloperation angeschlossen werden kann, ebenso ob Resektion des geschädigten Darm- oder Netzteiles erfolgen muß. Die eigentliche Herniotomia externa besteht nun in der *Spaltung des Schnürringes.* Diese muß schrittweise von außen und von innen erfolgen. Das Verfahren, ein Instrument unterzuschieben und von innen nach außen zu durchtrennen, bringt die Gefahr von Gefäß- oder Darmverletzung mit sich und ist dringend zu widerraten. Nach Lösung der Einklemmung wird der eingeklemmte Netz- oder Darmteil so weit vorgezogen, daß man die Lebensfähigkeit genau übersehen kann. Wenn das Netz hämorrhagisch infarziert ist, wird es reseziert. Am Darm ist besonders genau die Stelle der Schnürfurchen zu untersuchen. Wenn die bläuliche Verfärbung des Darmteiles abklingt, und er nach einiger Zeit wieder normales Aussehen zeigt, wenn ferner die Peristaltik wieder einsetzt, was man durch Auftropfen von heißer Kochsalzlösung feststellen kann, so kann Zurückverlagerung in die Bauchhöhle und Verschluß der Bruchpforte erfolgen. — Ist dagegen der Darmteil nekrotisch, so kommt die *primäre Resektion* in Betracht, wenn der Allgemeinzustand des Patienten günstig ist, und wenn die Vorbedingungen für sorgfältigste Technik erfüllt sind. In allen sonstigen Fällen, besonders auch bei primitiven Verhältnissen und ungenügender Assistenz, ist die Methode der *Vorlagerung* angezeigt. Der Darmteil wird herausgezogen, so daß unterhalb der Stelle des Einschnürrings ein breiter Teil normalen Darms sichtbar ist; dann wird zwischen den Schenkeln ein Gazestreifen durchgezogen und der gesamte vorgelagerte Teil mit Gaze bedeckt. Ist der Darm nekrotisch, so bildet sich entweder spontan eine Kotfistel, oder er wird nach 24 Stunden mit dem Thermokauter eröffnet. Die weitere Nachbehandlung mit dem Verschluß der Kotfistel erfolgt dann nach den allgemeinen Regeln der sekundären Resektion.

8. Dringliche Amputationen

Die Indikation zur Not-Amputation besteht bei Verletzung, schwerer Infektion und Gangrän. Bei *Verletzungen* wird man sich zur Absetzung nur entschließen, wenn es sich um schwere Zertrümmerung des Gliedabschnittes oder unstillbare Blutung handelt. Die Erfahrungen des Weltkrieges haben gezeigt, daß viele Verwundete ihren Gliedverletzungen erlegen sind, weil nicht rechtzeitig amputiert wurde; deshalb hat man jetzt die Anzeigestellung erweitert. Die für die obere und untere Extremität bestehenden Verhältnisse haben KIRSCHNER zu folgender Einschränkung veranlaßt: „In zweifelhaften Fällen soll man mit der Amputation beim Arm zurückhaltender sein als beim Bein, weil einmal die kleinen Muskelmassen des Armes einer Infektion weniger Vorschub leisten, und weil das andere Mal die moderne Prothesentechnik den Verlust eines Beines wesentlich vollständiger auszugleichen vermag als den eines Armes, der in seiner Tast- und Greiffunktion unersetzlich ist.“ Jeder Einzelfall ist individuell zu bewerten.

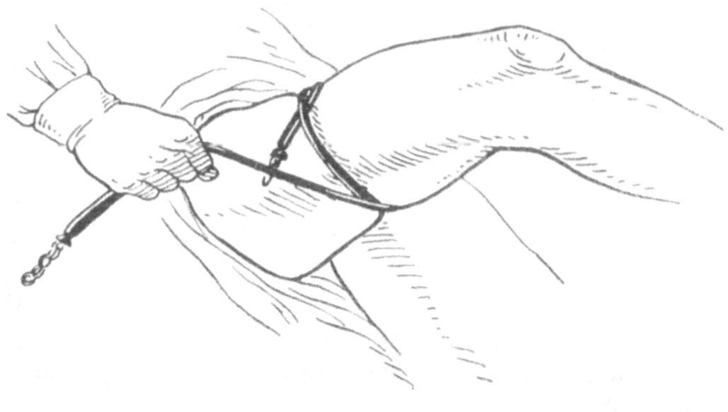

Abb. 34. Anlegung der V. ESMARCH'schen Blutleere.

Bei einer *schweren Infektion*, insbesondere von Gelenken oder periartikulärer Phlegmone, ist die Amputation als lebensrettende Operation vorzunehmen, wobei stets ein primärer Verschluß der Weichteildeckung des Stumpfes zu unterlassen ist. Die Wahl der Amputationsstelle erfordert genaue Überlegung, da ja das keimbeladene Gewebe von dem keimfreien nicht scharf abgegrenzt ist. Es lehrt aber die Erfahrung, daß durch Entfernung des Hauptinfektionsherdes die Erkrankung meist gebannt ist.

Die weitere Indikation zur Gliedabsetzung ist gegeben bei *Störungen der Zirkulation und Ausbleiben des Kollateralkreislaufs.* Die Ursachen einer Gangrän sind mannigfach: Trauma, Arteriosklerose, Diabetes, Verbrennung, Erfrierung, Chemikalien (Karbolbrand), Tabak-Abusus, nervöse Erscheinungen (Angiospasmus), Arteriitis obliterans, Arzneimittel (Mutterkorn).

Die *embolische Gangrän* tritt auf, z. B. nach vorausgegangener Endocarditis, plötzlich, in wenigen Stunden und ist mit großen Schmerzen verbunden; die diabetische Gangrän kann schon frühzeitig, im 30. Lebensjahr, in Erscheinung treten. — Von den Formen der Gangrän verläuft die trockene gutartiger im Gegensatz zur feuchten, wo zur Nekrose noch Infektion hinzugetreten ist (s. S. 88).

Die *Technik der Amputation* ist zwar durch eingehende Vorschriften geregelt; es wird aber immer wieder gegen diese Regeln verstoßen. Zunächst ist die *Blutleere* nach der von v. ESMARCH gegebenen Vorschrift anzulegen, gegen die häufig verstoßen wird. Diese hat nicht nur den Zweck, plötzlichen und gefährlichen Blutverlust zu vermeiden, sondern auch vor der Amputation den größten Teil des Blutes aus dem abzusetzenden Gliedabschnitt in den Körper zu verlagern. Hierzu genügt das Emporheben und Ausstreichen des Gliedes keineswegs, sondern es muß das Glied von den Zehen- oder Fingerspitzen an aufwärts bis über das Operationsfeld hinaus mit elastischer Binde fest eingewickelt werden. Am Ende der Einwickelung wird dann der Schlauch zwecks plötzlicher Unterbrechung des Blutstromes mit blitzschneller Handhabung angelegt; man muß den Schlauch an einem Ende fassen und dieses mit der ersten Tour überwickeln, so daß es festgelegt ist; alsdann muß der Schlauch unter dauernder Spannung umwickelt werden (s. Abb. 34 und 35).

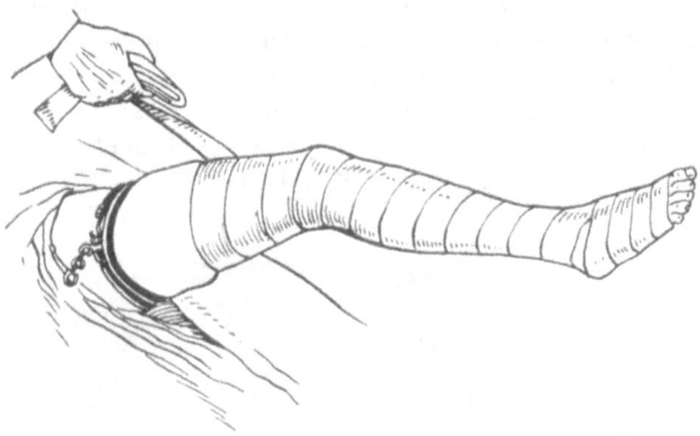

Abb. 35. v. ESMARCH'sche Blutleere
Wickelung des Gliedes mit Gummibinde.

Für alle Notamputationen ist oberster Grundsatz, das Leben zu retten und die *Absetzung so sparsam wie möglich* vorzunehmen. Die Sorge um zweckmäßige Stumpfgestaltung muß der chirurgischen Nachbehandlung überlassen werden. KIRSCHNER betont, daß gegenüber der außerordentlichen, sich über das ganze weitere Leben erstreckenden Bedeutung eines guten Amputationsstumpfes die Rücksicht, eine nochmalige Operation zu ersparen, nicht entscheidend in die Wagschale fallen darf. Es ist verständlich, daß leichtfertige Materialvergeudung bei der ersten Operation sich sehr ungünstig auswirken muß.

Der weitere Gesichtspunkt, der berücksichtigt werden muß, besteht darin, eine gute Weichteildeckung des Stumpfes zu sichern. Der Weichteilstumpf muß den Knochenstumpf an Länge erheblich überragen. ZUR VERTH kennzeichnet die Bedeutung einer guten Amputationstechnik mit folgenden Worten: „Nirgends zeichnet sich die operative Handschrift des Arztes so kennzeichnend für die ganze Lebenszeit des Kranken seinem Körper ein wie bei der Amputation." Als Instrumentarium werden außer den üblichen Weichteilinstrumenten benötigt: Amputationsmesser, Knochenmesser, scharfer Löffel, Knochenfaßzange, Meißel und Bogensäge. Die Schnittführung ist so zu gestalten, daß die Lappen groß genug sind, um die Stumpfdecken zu sichern. Der früher übliche Zirkelschnitt wird nicht mehr angewandt, da er gegenüber dem Lappenschnitt keine Vorteile bietet, weder zur

Vereinfachung der Technik noch zur Bekämpfung der Infektion. Vielmehr ist bei der jetzt üblichen Lappenbildung die Versorgung der Gefäße und Nerven an der Schnittfläche günstiger, weil man leichter in die intramuskulären Räume eindringen kann als an der „glatten Mauer" des Zirkelschnitts. Grundsätzlich ist ein großer vorderer Lappen zu bilden, der der Schwere nach über die Amputationsfläche fällt, und ein kleinerer hinterer. Dadurch wird auch vermieden, daß späterhin die Weichteilnarbe auf den Knochenstumpf zu liegen kommt (s. Abb. 36).

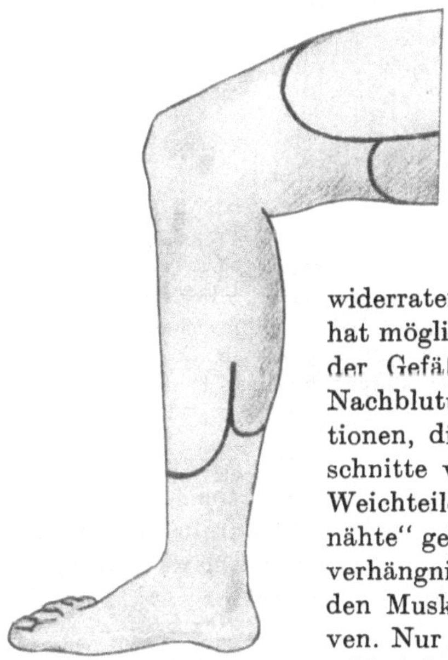

Abb. 36. Lappenschnitt am Ober- und Unterschenkel.

Der Knochen wird ohne Druck glatt und zur Vermeidung der Erhitzung langsam abgesägt. An der Tibia wird die vordere Kante mit dem Meißel oder dem scharfen Löffel abgeschrägt. Periostabtragung und Markauslöffelung sind zu widerraten. Die Durchtrennung der großen Nervenstämme hat möglichst weit proximal zu erfolgen. Die Unterbindung der Gefäße muß mit großer Sorgfalt erfolgen, um einer Nachblutung vorzubeugen. Bei allen dringlichen Amputationen, die wegen Verletzung oder Infektion der Gliedabschnitte vorgenommen werden, soll auf primäre Naht der Weichteile verzichtet werden. Auch die sog. „Situationsnähte" geben oft genug Anlaß zu Sekretstauungen, die sich verhängnisvoll auswirken können durch Abszeßbildung in den Muskelinterstitien oder längs den Gefäßen und Nerven. Nur durch breites Offenlassen der Wunde werden ausreichende Abflußbedingungen geschaffen. Erst nach Eintritt gereinigter Wundverhältnisse erfolgt Sekundärnaht.

Handelt es sich um Amputation bei trockener Gangrän, so kann Naht der den Stumpf bedeckenden Weichteile erfolgen. Dabei ist darauf zu achten, daß die Wundränder nicht unter zu großer Spannung vereinigt sind; wegen der ungenügenden Ernährung kann dann eine Nekrose des Lappenrandes entstehen. Eine Naht der Muskulatur ist nur vorzunehmen, wenn der Muskelmantel das Knochenende weit überragt. Zur Ableitung sind Drains in den Wundwinkeln wegen Gefahr einer Gewebsschädigung durch Gummilaschen zu ersetzen.

Wer sich einer guten Amputationstechnik befleißigt, muß mit den Krankheiten des *Amputationsstumpfes* vertraut sein, um ihnen vorbeugen zu können. Hierzu ist in erster Linie das Amputationsneurom zu rechnen; dieses entsteht bei der Durchschneidung jedes Nerven und ist nicht als eigentliche Geschwulstbildung aufzufassen, sondern als Ausdruck der Regeneration des Nerven. Es stört an sich nicht; aber wenn es in die Narbe zu liegen kommt, können erhebliche Schmerzen ausgelöst werden. Dies wird dadurch vermieden, daß der Nerv hoch abgeschnitten wird. — Das Ausbleiben der primären Heilung bedingt ungünstige Stumpfbedeckung, Entstehung von Druckgeschwüren und erfordert häufig Korrekturoperationen, die aber erst nach längerer Zeit vorgenommen werden sollen. — Eine weitere Beeinträchtigung der Tragfähigkeit des Stumpfes wird hervorgerufen durch Konizität

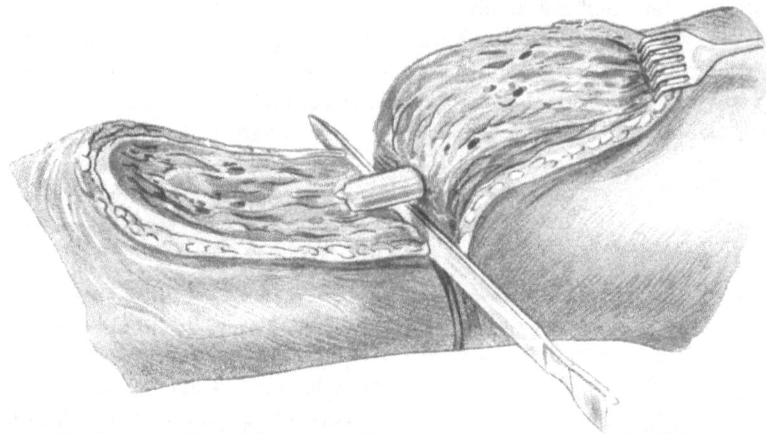

Abb. 37. Durchstichverfahren bei Oberschenkelamputation (n. KIRSCHNER). Das Messer wird zunächst vor dem Knochen eingestochen, es hat beim Ausziehen die vorderen Weichteile lappenförmig durchtrennt; jetzt ist es hinter dem Knochen eingestochen und wird die hinteren Weichteile quer durchtrennen.

derselben. Diese entsteht entweder primär dadurch, daß Haut und Muskulatur sich am Knochen zurückziehen, oder sekundär infolge aufgehobenen Muskelzuges; auch hier muß Reamputation vorgenommen werden. Weiterhin stellen die Stumpfkontrakturen eine Komplikation dar. Die Beugekontraktur des Hüftgelenkes ist z. B. ungünstig für das Gehen mit Prothese; im Kniegelenk tritt sie häufig bei kurzem Unterschenkelstumpf auf.

In dem Bestreben, eine Methode zu finden, um Korrekturoperationen möglichst zu vermeiden, wird neuerdings von KLAPP die Durchstichmethode empfohlen. Diese besteht darin, daß mit einem schmalen Amputationsmesser in Höhe der beabsichtigten Amputationsstelle eingestoßen und unter sägenden Zügen Lappen gebildet werden, deren Größe den vorliegenden Verhältnissen jederzeit angepaßt werden können. Der Vorteil besteht in schonendem Vorgehen und Wahrung des Zusammenhanges aller Gewebe. Eine Retraktion der Muskulatur wird vermieden, und Nervengefäße behalten ihre biologische Einbettung (s. Abb. 37).

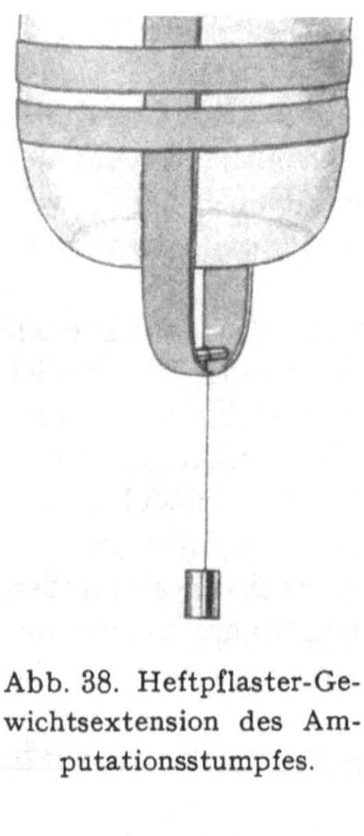

Abb. 38. Heftpflaster-Gewichtsextension des Amputationsstumpfes.

Für die *Nachbehandlung* gilt als Regel die frühzeitige Stumpfbeanspruchung sowie Mobilisierung aller erhaltenen Stumpfsegmente. Eine sachgemäße Stumpfmassage sowie frühzeitige aktive Bewegungsübungen der Stumpfgelenke, ferner Abhärtung der Stumpfhaut (Freiluft, Besonnung) tragen dazu bei, den Stumpf prothesenreif zu machen. Zur Vermeidung eines Ulcus prominens kann Heftpflaster-Gewichtsextension durchgeführt werden (Abb. 38). Der Entstehung eines Ödems wird durch feste Wickelung vorgebeugt. — Die *Prothesentechnik* hat in den letzten Jahren große Fortschritte erzielt. Diese sollen sich zum Wohle der Amputierten stärker auswirken. „Wesentlich ist zunächst, daß diese Forderungen des Kunstgliedes an den Stumpf auch in den Kreisen der praktischen Ärzte Beachtung und Würdigung finden" (zur Verth). Dann wird auch das Interesse für Einrichtung und Tragfähigkeit der Prothese erweckt, was der behandelnde Arzt nicht dem Bandagisten überlassen, sondern selbst überwachen soll.

9. Tracheotomie

Bei Verlegung des Luftröhreneinganges (diphterische Stenose, Fremdkörper, Entzündung, Narbenbildung, Tumor, Glottisödem) sowie bei penetrierender Verletzung im Kehlkopfbereich ist der Luftröhrenschnitt ein lebensrettender Eingriff. Die Beherrschung der Technik ist deshalb besonders wichtig, weil die Operation häufig unaufschiebbar ist, und keine Zeit für Überführung in eine Krankenabteilung übrig ist. Die Ausführung erfolgt in Lokalanästhesie mit Umspritzung eines Rhombus (s. Abb. 1). Inhalationsnarkose ist bei Trachealstenose unbedingt zu vermeiden. Bei plötzlicher Erstickungsgefahr mit Bewußtseinsverlust erfolgt der Eingriff ohne Betäubung; sonst wird in der Schnittrichtung injiziert. Empfehlenswert ist beim Erwachsenen, die Eröffnung oberhalb des Isthmus der Schilddrüse vorzunehmen (Tracheotomia superior) (Abb. 39), da die obersten Trachealringe oberflächlich liegen, und nach Ablösen des Isthmus genügend Raum frei wird. Es ist wichtiger, sich genau in der Mittellinie zu halten und streng in anatomischen Bahnen vorzugehen, um Nebenverletzungen zu vermeiden. Der Schnitt wird von der Mitte des Schildknorpels 2 Querfinger breit nach unten geführt. Die in der Faszie hervortretenden Venen werden sorgfältig unterbunden. Man sucht dann, gegebenenfalls durch Verschieben der Wundränder auf der Unterlage, die weißlich durchschimmernde Raphe auf, die gespalten wird. Die sich einstellende Muskulatur wird durch stumpfe Haken auseinandergezogen; danach erfolgt quere Spaltung der Bandmassen, die den Ringknorpel mit dem Isthmus verbinden, und stumpfes Abschieben zugleich mit dem Isthmus nach unten. Sorgfältige Blutstillung durch Unterbindung der das Operationsgebiet kreuzenden Venen ist erforderlich. Danach wird die Trachea unterhalb des zweiten Trachealringes senkrecht inzidiert; hierbei ist wichtig, daß sogleich die beiden Wundränder mit stumpfen Häkchen gefaßt und herausgezogen werden. Diese werden gehalten, bis die Kanüle eingesetzt und befestigt ist. Die Atemnot ist sogleich behoben. Ein Hindernis kann entstehen, wenn diphtherische Membranen noch unterhalb der Operationsstelle sitzen; diese müssen dann durch die Tracheotomiewunde instrumentell herausgezogen werden. Die Länge der Inzision muß der Lichtung der Kanüle entsprechen, da sich sonst narbige Verziehungen und Verbiegungen bilden können. *Bei Kindern* ist der Zugang oberhalb des Isthmus

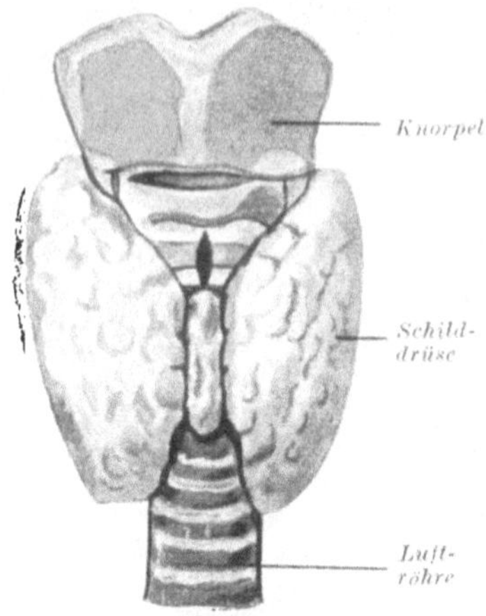

Abb. 39. Tracheotomia superior. Schnittführung nach Abschieben des Isthmus nach unten.

schwieriger, da dieser meist bis an den Ringknorpel heranreicht. Deshalb wird die Tracheotomia inf. bevorzugt. Der Längsschnitt wird vom Ringknorpel bis zum Jugulum angelegt. Durch vorsichtiges Präparieren unter Abklemmung jedes im Operationsgebiet liegenden Gefäßes wird der untere Isthmusrand freigelegt und durch stumpfen Haken nach oben gezogen. So gelangt man auf die vordere Trachealwand, die unterhalb des Isthmus inzidiert wird, damit dieser keinen Druck auf die Kanüle ausüben kann.

Nach Einführen der Kanüle wird der Hautschnitt durch Seidennähte verkleinert. Unter das Kanülenschild wird Gaze eingelegt, und die Ösen der Kanüle werden durch um den Hals gelegte Bändchen befestigt. Die Entfernung der Kanüle erfolgt je nach dem Verlauf der Grundkrankheit in 4 bis 5 Tagen oder nach Wochen. Je länger die Kanüle liegt, um so schwieriger ist im allgemeinen das Décanülement.

Sachregister

FSC
www.fsc.org
MIX
Papier | Fördert
gute Waldnutzung
FSC® C083411

Zeitfracht Medien GmbH
Ferdinand-Jühlke-Straße 7
99095 Erfurt, Deutschland
produktsicherheit@kolibri360.de